癌症·医生说

癌症患者的饮食建议

总主编◎程向东　朱利明

主　编◎姚庆华

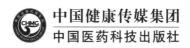

中国健康传媒集团

中国医药科技出版社

内容提要

本书是"癌症·医生说"分册之一，主要从肿瘤患者营养常识、饮食宜忌、常见肿瘤的饮食注意事项和药膳食谱以及抗癌暖心故事等方面，为肿瘤患者生动形象地诠释了正确的饮食营养观念，以帮助患者和家属更好地进行营养管理。

本书内容科学严谨，语言通俗易懂，是一本专为肿瘤患者及家属打造的肿瘤营养科普书，为大众传递正确的肿瘤营养知识。同时也希望通过抗癌暖心案例的分享，鼓励患者在抗癌治疗的漫漫长路上更加从容和坚定，早日战胜病魔。

图书在版编目（CIP）数据

癌症患者的饮食建议 / 姚庆华主编 . —北京：中国医药科技出版社，2023.10
（癌症·医生说）
ISBN 978-7-5214-4074-4

Ⅰ . ①癌⋯　Ⅱ . ①姚⋯　Ⅲ . ①癌—食物疗法　Ⅳ . ① R247.1

中国国家版本馆 CIP 数据核字（2023）第 144589 号

美术编辑　　陈君杞
版式设计　　也　在

出版　**中国健康传媒集团**｜中国医药科技出版社
地址　北京市海淀区文慧园北路甲 22 号
邮编　100082
电话　发行：010-62227427　邮购：010-62236938
网址　www.cmstp.com
规格　710×1000mm $\frac{1}{16}$
印张　9 $\frac{3}{4}$
字数　136 千字
版次　2023 年 10 月第 1 版
印次　2023 年 10 月第 1 次印刷
印刷　北京盛通印刷股份有限公司
经销　全国各地新华书店
书号　ISBN 978-7-5214-4074-4
定价　**42.00 元**

获取新书信息、投稿、为图书纠错，请扫码联系我们。

丛书编委会

总主编 程向东　朱利明

编　委（按姓氏笔画排序）

王　增　白　璐　季永领

俞新燕　施　亮　洪　卫

姚庆华　龚黎燕　曾　剑

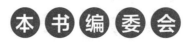

本书编委会

序

癌症，众病之王。

根据最新的统计报告显示，截至 2020 年，全球每年新发癌症病例数约为 1930 万；预计到 2040 年，全球癌症病例数将达到 2840 万，比 2020 年增加 47%。现在，癌症不仅仅是一类疾病，更是全人类面临的巨大健康挑战，无论是患者本人还是他们的家人，都深受其害。

我的一位朋友曾向我诉说，当他被医生告知患上癌症时，内心瞬间沉浸在无尽的恐惧与焦虑之中。它是谁？它会怎么样？应该去找谁？如何把它赶走？要做些什么准备？这些都不知道！他说，癌症就像一个满怀敌意、全副武装的不速之客，凭空闯入他的生活，让他和家人一下子陷入恐惧、无助和绝望的深渊。

庆幸的是，我这位朋友的故事还算比较圆满。他在治愈后专程过来谢我，感谢我给他介绍了一位好专家。专家详细地向他解释病情、诊疗方法和预后，还有诊疗中的各种可能性，让他心里有了底。他说我和专家在他最困难的时候给了他一家人希望与勇气！

现阶段，我们国家还存在优质医疗资源不足的问题，很多时候专家面对着无数患者渴求的眼神，却无法给予更多的时间解读病情和治疗方案，对这些癌症患者而言，他们该怎么办？

这个时候，面向大众的癌症知识科普就显得尤为重要，而由一线临床专家根据癌症诊疗的最新进展、实践问题，并结合患者实际需求撰写的癌症知识科普书籍更是难能可贵。

健康中国需要科学普及。作为一名从事生物分析化学的科学家，我目前带领中国科学院基础医学与肿瘤研究所和浙江省肿瘤医院的专家们进行着癌症研究的攻关。身处癌症领域，我目睹了许多患者的苦难和挣扎，也见证了现代医学在癌症领域取得的突破性进展。我深知，想要更好地理解癌症、预防癌症，并帮助患者战胜癌症，我们有责任搭建科普的桥梁，将癌症科学知识传播给更广泛的群体。因此，我非常高兴地向大众推荐《癌症·医生说》这套关于癌症的科普丛书。

这套丛书不仅涵盖了癌症手术治疗、放射治疗、内科治疗等基本诊疗手段、诊疗进展和新疗法，还从营养指导、癌痛管理、心理调试、家庭照护、用药管理等方面入手，以一问一答的形式解答患者和家属在诊疗及康复等过程中存在的各类问题。各分册同时结合真实的抗癌故事，以生动的案例帮助患者及家属树立科学的肿瘤治疗观念和战胜癌症的信心。这种从案例中寻找心理和情感支持的方式，将有助于患者及家属积极地面对困难，帮助他们重获正向的生活态度和心灵的平衡。

丛书的总主编分别是浙江省肿瘤医院党委书记程向东和党委委员、院长助理朱利明。程向东不仅是一位非常优秀的外科专家，还是中国抗癌协会副理事长、科技部国家重点研发计划等项目的首席科学家，在癌症防治领域功勋卓著。朱利明是肿瘤内科的临床专家，还兼任中华预防医学会叙事医学分会副主任委员，在医学人文领域有深厚的造诣，他一贯认为临床医生做科普工作散发的是医生的温度。而各分册的主编、副主编及编委们基本都来自于浙江省肿瘤医院，他们或是学科带头人，或是资深的临床、护理专家和药学专家。他们把艰涩难懂的专业知识用简洁通俗、系统而且富有条理的方式介绍给广大读者，无论您是否有医学背景，都能轻松地理解书中的知识。

《癌症·医生说》丛书不仅适用于癌症患者和家属等一般读者，也适用于从事医学以及相关领域的专业人士。通过阅读本丛书，读者可以了解癌症诊疗、康复、家庭照护等患者日常生活需要关注的各方面知识。我相信这套丛书能给读者带来有益的信息和实用的建议，更希望这套丛书能够成为读者的"亲密伙伴"，为读者提供可靠的指导和必要的帮助，还有希望、勇气和力量！

中国科学院院士

发展中国家科学院院士

中国科学院杭州医学研究所所长

浙江省肿瘤医院院长

2023 年 7 月

前　言

　　营养问题是肿瘤患者及家属最为关心的问题之一。营养该怎么补充？通过什么方式补充？疾病的某个阶段需要补充哪些营养素？肿瘤患者是否需要忌口？能不能"饿死"肿瘤细胞？这些都是临床患者及家属常常关注的问题。

　　在近30年的临床工作中，我也时常在思考，患者和家属的每一个问题，其实都不是一句简单的安慰、一段病症的解释、一个笼统的概念可以解答的。这里需要太多的科普知识，使患者对疾病有所了解，知己知彼方能百战不殆。所以，编者萌生了这样一个念头——用一本通俗易懂的科普专业书籍，想患者之所想，急患者之所急，帮助大家更好地认识肿瘤，通过营养干预改变他们的生活方式、饮食习惯和精神状态，用一个强健的体魄和无畏的精神去抗击肿瘤，直面人生。

　　本书凝练了多位营养专家及肿瘤专家的临床经验，为患者生动形象地诠释了正确的饮食营养观念，纠正了大众对营养认知的误区，帮助患者和家属更好地进行营养管理。同时非常感谢书中的"故事原型"，正是有了他们，才让这本书更加完整，书中"抗癌暖心故事"章节，是每一位肿瘤患者将自己的亲身经历分享而来，他们在抗击肿瘤道路上那种坚韧的意志以及他们发自内心的对生命的敬畏和热爱，值得我们每一位临床医生敬佩。

作为一名从事肿瘤营养工作的医生，我希望，也相信，通过这本深入浅出的肿瘤营养科普书，能给大众传递正确的肿瘤营养知识，解决患者和家属对于饮食的疑惑，也希望通过本书抗癌暖心故事的分享，鼓励患者在抗肿瘤治疗的漫长道路上树立坚定的信心，从容面对生活，在抗癌的征程中，我们与您相伴同行，战胜病魔。

　　由于时间有限，书中难免会有疏漏之处，敬请广大读者批评指正。

编者

2023 年 7 月

目　录

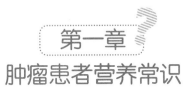

第一章
肿瘤患者营养常识

第二章

肿瘤患者饮食宜忌

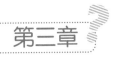

第三章
常见肿瘤的饮食注意事项

第四章
常见肿瘤的药膳食谱

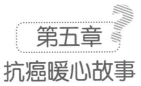

第五章

抗癌暖心故事

第一章
肿瘤患者营养常识

01 什么是营养？营养素有哪些？

人们每天通过摄取食物，经过体内消化、吸收和代谢，利用食物中对身体有益的物质作为构建机体组织器官、满足生理功能和体力活动需要，这个过程称为营养。

食物中对人体有益的成分称为营养素。营养素大致可以"7+40+3"模式来记。

"7大类"：人体生命活动所必需的营养素，包括蛋白质、脂肪、碳水化合物（糖类）、维生素、矿物质、水和膳食纤维7大类。

"40小类"：如果进一步分解，人体每天需要的营养素超过40种，钙、磷、钾、钠、硫、氯、镁、锌、碘、铁、硒、铜、钴、维生素A、D、E、K及B族维生素、维生素C等，任何一种缺乏都有可能导致疾病。

"3大产热营养素"：在上述营养素中，蛋白质、脂肪、碳水化合物（糖类）可以在体内"燃烧"产热，提供维持生命和健康所必需的能量。而维生素、矿物质不产生热量，但是它们是物质代谢中不可或缺的，缺少了它们物质代谢就不完全。

身体需要均衡的营养，因此选择食物首先要考虑平衡身体的营养需要。哪怕某种食物具有极高的营养价值，也要与其他食物搭配食用，主食与副食、荤食与素食、粗粮与细粮等食物搭配，是保证机体平衡膳食的基本原则。

02 维生素是什么？有哪些功能？

维生素就像润滑剂，人体需要量较少，但是有着十分重要的作用，分为水溶性和脂溶性。一旦缺乏可能会引发疾病，甚至发生肿瘤。据研究，有几种具抗氧化作用的维生素与肿瘤关系密切。

大量的流行病学和实验室研究表明，维生素 A 和肿瘤关系密切。人体会将类胡萝卜素分解，转变成维生素 A。多吃含类胡萝卜素的食物，对肺癌、食道癌、喉癌、卵巢癌和胃癌等具有保护作用，可降低肿瘤的发生。食物来源：各种动物肝脏、蛋黄等，另外，胡萝卜、沙棘、芒果、葡萄、杏、柑、番石榴等都是维生素 A 的良好来源，在体内可以转变成维生素 A。

维生素 E 能降低某些恶性肿瘤发生的危险性。食物来源：小麦的胚芽、棉籽油、大豆油、花生油及芝麻油等，此外，坚果类也含较多的维生素 E。

维生素 C 具有很强的抗氧化、抗癌作用。食物来源：新鲜山楂、鲜枣、番茄、沙棘、橘子、橙子、柠檬、猕猴桃等。

B 族维生素（维生素 B_1、B_2、B_6、B_{12}、叶酸、生物素、泛酸等），在物质代谢中都有重要作用，一旦缺乏可能会发生如食欲不振、舌炎、口角炎、贫血等症状。食物来源：谷类、肉类、酵母菌、内脏、豆类、坚果等。

03 什么是蛋白质？有什么功能？哪些食物含有优质蛋白？

蛋白质是化学结构复杂的一类有机化合物，是人体的必需营养素，是生命的物质基础，没有蛋白质就没有生命。它的生理功能主要如下。

构成机体组织、器官

在人体的瘦组织中，如肌肉、心、肝、肾等器官含有大量蛋白质，骨骼、皮肤、牙齿、头发等也含有大量蛋白质。人体内各种组织细胞的蛋白质始终在不断更新，每天有 3% 的蛋白质会被更新，因此，饮食中一定要有充足的蛋白质才能维持正常的蛋白质代谢。例如，人血浆蛋白质的半衰期约为 10 天，肝中大部分蛋白质的半衰期为 1~8 天。身体受伤后、手术后都需要蛋白质作为修复身体的材料。

调节生理功能

蛋白质在体内构成多种重要生理活性物质的成分，如核蛋白构成细胞核并影响细胞功能；酶蛋白具有促进食物消化、吸收和利用的作用；免疫蛋白具有维持机体免疫功能的作用；血液中的脂蛋白、运铁蛋白、视黄醇结合蛋白具有运送营养素的作用；血红蛋白具有携带、运送氧的功能；白蛋白具有调节渗透压、维持体液平衡的功能；由蛋白质构成的某些激素，如垂体激素、甲状腺素、胰岛素及肾上腺素等都是机体的重要调节物质。

供给能量

蛋白质在体内降解成氨基酸后，经脱氨基作用生成 α-酮酸，可以直接或间接经三羧酸循环氧化分解，同时释放能量，是人体能量来源之一。但是蛋白质的这种功能可以由碳水化合物、脂肪所替代。因此，供给能量是蛋白质的次要功能。

所谓优质蛋白，也叫完全蛋白，就是该种食物所含必需氨基酸种类齐全、数量充足、比例适当，不但能维持成人健康，并能促进儿童生长发育，如奶类中的酪蛋白、乳白蛋白，蛋类中的卵白蛋白、卵磷蛋白，肉类中的白蛋白、肌蛋白，大豆中的大豆蛋白等，食物来源主要是各种鱼、虾、蛋类、奶及奶制品、禽类、豆类及豆制品，动物肝、肾、心等器官。

04 什么是营养不良？

营养不良指营养物质摄入不足、过量或比例异常，与机体的营养需求不协调，从而对细胞、组织、器官的形态、组成、功能及临床结局造成不良影响的综合征，包括营养不足和营养过剩两个方面，涉及摄入失衡、利用障碍、消耗增加三个环节。肿瘤营养不良特指营养不足，根据营养素缺乏情况，将营养不足分为三型。

·能量缺乏型

以能量摄入不足为主，表现为皮下脂肪、骨骼肌显著消耗和内脏器官萎缩，称为消瘦型营养不足，又称 Marasmus 综合征。

·蛋白质缺乏型

蛋白质严重缺乏而能量摄入基本满足者称为水肿型营养不足，又称为 Kwashiorkor 综合征、恶性（蛋白质）营养不良。

·混合型

能量与蛋白质均缺乏者称为混合型营养不良，又称为 Marasmic Kwashiorkor 综合征，即通常所称的蛋白质－能量营养不良（PEM），是最常见的一种类型。

05 肿瘤患者会营养不良吗?

恶性肿瘤对于患者营养状况的影响显著,具体可分为两个方面:一是肿瘤本身影响患者对食物的摄入和利用;二是抗肿瘤治疗等影响人体代谢。其中,对患者在食物摄入、吸收的影响又分为直接作用和间接作用。直接作用是指肿瘤对患者消化道直接侵犯或转移压迫影响患者的进食和吸收,如喉癌、食管癌、胃癌、肠癌等。间接作用是指在胰腺癌这类病症中,肿瘤细胞如同搞特务破坏活动,通过对消化酶、消化液的影响来干扰患者的消化、吸收功能。抗肿瘤治疗如手术、化疗、放疗等也能明显改变机体营养物质如碳水化合物、蛋白质和脂肪的代谢,进而引起营养不良。肿瘤患者营养不良的发生率为40%~80%,其中20%以上的肿瘤患者死于营养不良。

06 如何诊断营养不良?

目前用于肿瘤患者营养状态评估的方法有多种,最常用、最简单的方法是体重的测定。肿瘤患者一定要关注自己是否有体重下降,这种体重下降是非自主的,也就是在不控制饮食、运动量又没有增加的情况下体重下降了。一般认为,如果在3个月内体重下降超过5%,6个月体重下降超过10%,就提示有营养不良存在。也可以利用简单的公式来计算:我国成人理想体重的千克数等于身高(厘米)-105,以实际体重除以理想体重的百分比判断营养不良的程度,80%~90%为轻度营养不良,60%~80%为中度营养不良,小于60%为重度营养不良。举个例子:一位肿瘤患者身高175厘米,体重55千克,是否存在营养不良?先计算理

想体重 =175–105=70 千克，$55 \div 70 \times 100\%$=78.57%，该患者存在中度的营养不良。再介绍一个计算体质指数（BMI）的公式：体质指数是用体重（千克）除以身高^2（米^2）得出的数值，是目前国际上常用的衡量人体胖瘦程度以及是否健康的一个标准，我国成人的 BMI ＜ 18.5 为营养不良，BMI=18.5~23.9 为正常，BMI=24~28 为超重，BMI ≥ 28 为肥胖。还拿前面的例子计算一下体质指数 =$55 \div 1.75^2$=17.96，小于 18.5，患者存在营养不良。

除了简单的公式计算，患者还要及时去医院就诊，做一些临床检查以进一步诊断，例如血常规、血清白蛋白、血清前白蛋白、肌酐等。营养师或医生也会通过一些营养风险筛查工具对患者提出一些问题或者让患者填写调查问卷，评估患者是否有营养风险，再决定采取什么营养治疗方法。

07 肿瘤细胞的代谢有哪些特点?

肿瘤细胞的主要能量来源是葡萄糖，它会大量消耗体内的葡萄糖，并且这个过程极大地增加了机体能量的消耗，同时肿瘤细胞还会比正常细胞摄取更多的体内脂肪和氨基酸来合成肿瘤细胞代谢所需的营养物质。因此，肿瘤患者日常饮食中尽量不要吃纯糖物质，如白糖、红糖、冰糖、方糖、蜂蜜、甘蔗等。但是不能因为肿瘤细胞喜欢糖而完全拒绝摄入糖，原因是：糖是脑细胞的能量来源，也是人体热量的主要供给方式，以多糖为碳水化合物的主要来源，淀粉是多糖的主要成分，由葡萄糖聚合而成，存在于谷类、根茎类等植物中，每天饮食结构中一定要有谷物类食物安排。

08 肿瘤患者的身体代谢有哪些特点?

肿瘤患者会产生部分胰岛素抵抗和分泌减少、乳酸循环和糖异生增加、糖原合成减少;体内发生脂肪动员、脂肪酸分解增加、外源性脂肪利用障碍、血脂升高[乳糜微粒(CM)、极低密度脂蛋白(VLDL)];此外,肿瘤患者体内的蛋白质周转加强、肝脏急性期反应蛋白合成增加而导致白蛋白合成减少、骨骼肌分解增加、血清氨基酸谱改变以及低蛋白血症。

09 什么原因会使肿瘤患者营养不良?

肿瘤细胞的增殖、肿瘤的代谢产物、抗肿瘤治疗方法、心理问题、饮食忌口等因素都会使肿瘤患者出现营养不良。

肿瘤细胞的快速增殖

肿瘤细胞的快速增殖和肿瘤的代谢产物会大量消耗人体的营养物质。

抗肿瘤治疗方法

目前常用的抗肿瘤治疗方法有手术、化疗和放疗,这些治疗手段在杀灭肿瘤细胞的同时,难免或多或少对人体健康细胞产生影响,造成"误伤",从而引起患者一系列身体不适状况又称不良反应,比如疼痛、口干、恶心、呕吐、味觉嗅觉异常、腹泻、便秘、乏力等,这些都会影响患者的正常进食和消化吸收能力。

消化道手术前需要禁食禁饮,要进行肠道准备,喝一些泻药把肠道内容物和粪便排干净，以减少术后感染，但同时也造成了营养物质和益生菌的丢失，"好的""坏的"菌群一起丢失。

手术后因为创伤分解代谢增加，蛋白质、脂肪、葡萄糖大量分解，尤其是感染、发热的患者分解丢失得更多。晚期的肿瘤患者如合并胸腔积液、腹腔积液、心包积液时，这些富含营养物质的液体也不能被人体重新吸收，当需要穿刺抽液以缓解症状时，会进一步加重体内营养物质的丢失。

一些手术术后影响消化、吸收功能，比如食道和胃部的手术直接造成术后饮食量的减少，对食物的消化能力减弱，往往会影响营养物质的吸收；小肠是人体吸收营养的主要场所，腹部放疗的患者通常会出现不同程度的肠黏膜损伤，发生急性腹泻、腹痛、肠炎等症状，直接导致营养物质在肠道的吸收障碍。

慢性放射性肠病可引起胃肠道狭窄，致使进食量减少，消化吸收能力减弱。

肠道内的益生菌群也可能受到放化疗的负面影响，而影响食物的消化吸收，最终可能导致严重的营养缺乏和营养不良；肠道造口患者食物排空太快，营养物质吸收减少；临床上经常遇到卵巢癌患者，因手术范围较大牵扯到胃、肠、肝，也会影响营养摄入和吸收。

· 心理恐惧

患者对于肿瘤的恐惧、焦虑及抑郁心理导致睡眠不好。

· 饮食忌口

坊间流传的各种忌口误区等诸多因素都会促使患者发生营养不良。

⑩ 手术对肿瘤患者有什么影响?

手术会用到全部麻醉和局部麻醉,麻醉药对人体具有一定危害,它的作用是麻痹中枢神经,导致中枢神经功能紊乱或者抑制。如果麻醉药剂量大,会影响到心脑血管系统以及心肺功能,导致生命体征紊乱,抑制呼吸,甚至有生命危险。因此,手术前麻醉医师要对患者基本情况做出评估,经过评估心肺功能正常、各种脏器功能完好,才能接受手术麻醉。

手术会对患者造成失血、疼痛,甚至一段时期内无法正常饮食,一些涉及消化道的手术,如胃切除术、口咽部手术、食管肿瘤手术、肠造口术、结肠切除术等,对患者进食影响较大,还可能永久性地改变患者身体吸收营养的途径,这对患者来说是一次创伤性的打击,造成营养物质丢失过多、热量不足、贫血、乏力、体重下降过多等,所以患者在术后需要更多的能量和蛋白质来进行创口修复和体力恢复。"具体怎么吃?"需要结合手术部位、疾病情况、身高、体重、个人营养状况等诸多因素来决定。

⑪ 化疗对肿瘤患者有什么影响?

化疗对身体的危害比较大,所以在化疗前一般需要评估患者的身体状况能否耐受化疗。化疗药物一般都是细胞毒性药物,对脏器,比如心脏、肝脏以及肾脏的功能,都有比较大的影响。所以对于有慢性肝脏、肾脏疾病患者或心脏功能不好的患者,做化疗前医生都要进行相应的评估,评估患者能否耐受化疗。化疗药物的毒性不仅能杀灭肿瘤细胞,也会损伤人体的正常细胞,比如白细胞、骨髓细胞、毛发的毛囊细胞以及消化道的口腔、食管、胃和小肠黏膜细胞等。化疗产生的不良反应与化疗药物的特性及给药方式密切相关，一般常见的不良反应包括食欲下降，味觉、嗅觉改变，恶心，呕吐，反酸，烧心，脱发，排便习惯改变（腹泻、便秘），乏力，口腔黏膜炎等。

随着化疗技术的日益成熟，目前化疗药物对脏器功能的损伤也越来越小。而且在化疗当中有各种支持性的药物，如止吐药或预防心脏、肝脏、肾脏毒性的药物，可以保障患者能够相对安全地度过化疗期。虽然化疗对身体有影响，但目前仍然是治疗恶性肿瘤有效的方法。

.

⑫ 所有的肿瘤患者都必须进行营养干预吗？

《中国临床肿瘤学会（CSCO）恶性肿瘤患者营养治疗指南2021》指出，恶性肿瘤患者一经明确诊断，应立即进行营养风险筛查（NRS 2002）和营养不良的评估。

饮食评估：营养医师或者营养师通过询问患者摄取各种食物的种类及数量，采用营养软件或食物成分表计算评估患者热量及各种营养素的摄入是否满足机体的需要。患者也可以自己连续记录3天进食情况，然后去医院让营养医师或营养师进行评估。

体格检查：通过对患者的外貌、体重、身高、皮肤、毛发、骨骼、肌肉等检查可初步评估患者的营养状况；也可以通过标准体重、上臂围测量、皮褶厚度或者人体成分测量等方法来判断。

对于NRS 2002评分 ≥ 3分的患者，应进一步进行综合评估，了解营养不良的原因及严重程度，给予营养干预。恶性肿瘤患者应定期复查营养风险筛查，动态监测营养状况。

⑬ 如何评估和判定肿瘤患者的营养状态?

目前常用的肿瘤患者营养状态评估包括营养风险筛查（NRS 2002），筛查住院肿瘤患者是否存在营养风险；患者主观整体评估（PG-SGA），评估肿瘤患者是否存在营养不良以及营养不良的分级；实验室营养指标，需结合血生化、血常规及各种微量元素测定综合判断；人体成分分析，利用人体成分分析仪器评估人体肌肉、脂肪、水分、无机盐等含量及所占比例。以上评估和检测方法需由医护人员完成并判定。

⑭ 营养评估与诊断的常见检查方法有哪些?

常见检查方法包括膳食调查、营养评估量表、人体学测量、能量需求估算、综合评价等。具体内容主要包括计算营养素、能量摄入和消耗情况；测量身高、体重、臂围、腰围、臀围、小腿围等人体学指标；测量握力，测量躯体功能（6米步行实验、椅立实验等）；实验室检查，包括炎症水平、营养状况、激素水平、重要器官功能、代谢水平等；人体成分分析；X线、核磁共振、CT、B超等器械检查；精神或心理状况、生活质量评价等。

⑮ 有营养风险的肿瘤患者应该怎么办?

筛选出有营养风险的患者需要进一步行营养评估，来了解自己的营养状况，从而确定营养诊断。通过营养诊断主管医生或营养医师确定营养干预指征，然后由营养医师根据每位患者的病情和营养状况有针对性地制定营养治疗方案。

⓰ 营养评估无营养不良的患者是否需要再次评估？

营养不良在肿瘤患者当中相当普遍，筛查评估无营养不良的患者，可以照常进食，尽量参照最新《中国居民膳食指南》，谷类为主，品种多样，每天饮食要包括粮食类、蔬菜、水果、肉禽蛋、奶及奶制品、豆及豆制品，油、盐适量，以体重来衡量，食量自己掌握。

如果准备手术的患者，术前需要营养储备，多增加优质蛋白；如果不手术，随着疾病的进展及抗肿瘤治疗后营养不良发生率将大大提高，所以在完成一个疗程的抗肿瘤治疗后，应该重新进行营养评估。另外，患者需要定期通过营养监测来了解自己的营养状况，从而调整饮食结构。

⓱ 肿瘤患者的营养干预形式有哪些？

营养干预主要包括营养教育和人工营养。营养教育包括饮食指导、饮食调整与饮食咨询。人工营养分为肠内营养和肠外营养。

·肠内营养

适用于患者具备相对完整和有功能的消化道，对于存在消化道梗阻症状的患者，就需要根据疾病的严重程度适度选择。其途径分为口服、鼻饲、胃造瘘、肠造瘘等，可以根据患者具体情况选择。用量视患者胃肠道的耐受情况进行调整，可从小剂量逐渐增加至理想的需要量。肠内营养的优点是简便安全、经济高效且可供选择的制剂很多，给予途径更符合人体生理特性，对于帮助恢复胃肠道功能效果更好。

·肠外营养

适用于消化道存在梗阻或无法经胃肠道摄取和利用营养素的患者，可通过静脉输液给予氨基酸、脂肪、碳水化合物、维生素、矿物质等营养素，保证患者生命活动所需的能量供给。有些肿瘤患者在术后完全无法进食，或者存在完全性消化道梗阻，放化疗后恶心、呕吐、腹泻严重等症状，这些情况都可以通过肠外营养进行治疗。肠外营养的优点是对几乎所有不适合经过消化道摄取食物或食物摄取严重不足的疾病都有积极有效的营养治疗作用。不过，长期进行肠外营养，会导致人体胃肠道功能的衰退以及肝肾功能的受损，而且肠外营养的配制对于技术设备的要求较高，费用方面相对肠内营养较为昂贵，同时在静脉输注过程中也存在一定感染风险。

因此，临床上医生会根据患者消化道功能和疾病程度的不同选择营养干预形式，既可采取单一方式，也可以两种方式联合应用。

18 营养干预的疗效评价指标有哪些？

营养干预的疗效评价指标主要分为三类。

·快速变化指标

实验室参数如白蛋白、前白蛋白、转铁蛋白、视黄醇结合蛋白、游离脂肪酸、血常规、肝功能、肾功能等每周检测 1~2 次。

·中速变化指标

人体测量参数、人体成分分析、体能评估、肿瘤病灶评估、生活质量评估、正电子发射计算机断层显像（PET-CT）代谢活性。每 4~12 周评估 1 次。

·慢速变化指标

生存时间，每年评估 1 次。

19 营养疗法中治疗饮食有哪些?

医院饮食分为基本饮食、治疗饮食、试验饮食。其中，治疗饮食是在基本饮食的基础上，根据病情的需要，适当调整总热量和某些营养素而达到治疗目的的一种饮食。

治疗饮食包括高热量饮食、高蛋白饮食、高纤维饮食、糖尿病饮食、低蛋白饮食、少渣饮食、低脂肪饮食、低胆固醇饮食、限盐饮食、低钠饮食、低碘饮食、低嘌呤饮食等。

·高蛋白饮食

适合各种原因引起的营养不良、贫血、低蛋白血症、烧伤、肿瘤、重度感染、甲状腺功能亢进症（简称甲亢）、结核病、大手术前后等人群。

·低嘌呤饮食

适合痛风人群。

· 低脂肪饮食

适合急慢性肝炎、肝硬化、胰腺炎、高脂血症、肥胖等人群。

· 高纤维饮食

适合便秘、心血管疾病、胆结石、糖尿病等人群。

⑳ 何时是恶性肿瘤患者营养治疗的最佳时机?

目前，临床上许多肿瘤患者进行营养治疗时大多已是恶病质或是终末期，在所有抗肿瘤治疗手段已结束或不能继续时，才考虑到使用营养治疗，而往往此时营养治疗的效果也很难令人满意。因此，如同所有的治疗方法一样，营养治疗也应早期使用，并且贯穿肿瘤治疗全程才能发挥其最大疗效。适当的营养治疗可以增加患者抗肿瘤治疗的效果，增强机体免疫力，同时又能提高对手术、放疗、化疗的耐受能力，减少并发症和不良反应的发生，缩短住院时间，还能改善生活质量，延长生存时间。

㉑ 化疗患者在营养治疗方面有哪些注意事项?

（1）不要空腹接受化疗。治疗前应尽量吃些易消化、吸收的食物，如各种粥、小馄饨、米粉、面包、番茄蛋花面等，但如果有明显恶心、呕吐症状实在难以进食的情况，也不必过于勉强。

（2）忌食过甜和煎炸油腻食物。

（3）化疗期间避免进食西柚和饮用西柚果汁。因为西柚及其果汁会影响很多化疗药物在体内的代谢。

（4）化疗期间要注意少食多餐。摄食不足或胃纳不佳时可口服营养补充特殊医学用途配方食品，增加能量和营养素的摄入。

（5）多饮水。温开水、淡茶水都行，每天喝水应不少于1.5升，以利于化疗代谢废物排出体外。

22 放疗患者在营养治疗方面有哪些注意事项？

如无特别医嘱，一般放疗前2小时尽量吃点高能量易消化吸收的食物，忌食过甜和油腻的食物，不要空腹接受放疗。放疗前应适量饮水。放疗期间要注意少量多餐，食欲不佳时可口服营养补充特殊医学用途配方食品，增加能量和营养素的摄入。

23 手术后患者如何选择食材？

手术对人体来说是一种损伤，术后患者多数会出现气虚血亏，比如乏力、头晕、贫血等，饮食上选择高热量、高蛋白、高维生素、低脂肪、易消化吸收的食材，以平衡膳食，均衡营养，丰富优质蛋白，促进伤口愈合为原则。具体要看疾病部位。

非消化道手术

如乳腺肿瘤、软组织肿瘤，术后饮食影响不大，按照医嘱，可以正常进食，参考膳食平衡原则，合理搭配，五谷杂粮、山药、红枣、桂圆、核桃、莲子、鱼、虾、蛋、瘦肉、酸奶等食材都可以，如山药炖排骨、红枣莲子羹、菜心老鸭煲、红枣枸杞炖乌鸡、鸭血豆腐、枸杞鲑鱼煲、黄芪老鸽煲、酱烤仔排、红烧猪脚、虾仁蛋羹等以补气养血，加快身体恢复。宜多吃富含维生素A、C、E的新鲜蔬菜和水果，如胡萝卜、西兰花、花菜、芦笋、萝卜、大蒜、蓝莓、草莓、番茄等。

·消化道手术

如食道、肝胆胰、胃、大肠、口腔等肿瘤，术后饮食要求较高，从肠道功能恢复，肛门排气后，遵循医嘱从流质、半流质、软食、普通膳食逐渐过度，流质食物可以用米汤、菜汤、鲜果汁、萝卜汤、稀藕粉、米昔等，不用牛奶、豆浆等易胀气的食材（口腔肿瘤影响不大）。半流质食物可以吃白米粥、小米粥、小馄饨、蛋花面、饼干、面包、馒头、肉末粥、水蒸蛋、藕粉、米糊、虾仁、清蒸鱼、鸡脯肉丝、蛋白粉、瘦肉丝、肉丸、鱼丸、泥鳅、碎菜、动物血、猪肝、枣泥、软质水果等，少量多餐，避免煎炸熏烤食物及难消化的粽子、麻糍、年糕、猪肉、蹄膀、麻球等。根据胃肠道情况逐渐增加奶类和豆制品，防止腹胀不适。

24 肿瘤细胞能被"饿死"吗?

很多患者担心丰富的营养会促进肿瘤细胞生长，从而减少营养摄入，希望通过饥饿去"饿死"肿瘤细胞。研究表明，人体缺乏营养，正常细胞就不能发挥生理功能，但肿瘤细胞仍然会掠夺正常细胞的营养，而且营养不良的肿瘤患者并发症更多、生活质量更低、生存时间更短。肿瘤的"饥饿"并不是让肿瘤患者少进食或不进食，而是通过科学的方法阻断肿瘤的能量供给。因此，营养治疗应该成为肿瘤患者的基本治疗措施。

㉕ 营养治疗会使肿瘤长得更快吗？

有一种说法认为，营养治疗在为机体提供营养物质的同时，也会促进肿瘤的生长。这种说法其实是没有科学根据的，临床上尚未得到确凿的证据可以证明增加营养在改善机体营养状态的同时会刺激肿瘤的生长，所以为了减缓肿瘤的发展而限制营养补充缺乏充分的理由。如果患者存在营养治疗的临床指征，仍应积极采取营养治疗。

针对已经存在营养不良的患者，适当的营养支持既可改善患者的营养状况，使患者的免疫能力和抗癌能力增强、提高生活质量，又能提高肿瘤患者对手术治疗的耐受性，减少或避免手术后的感染、使术后伤口能够尽快愈合，还能提高肿瘤患者对放疗或化疗的敏感性和耐受能力，减轻其毒副作用。在临床治疗上，恶性肿瘤要"标本兼治"，就是既要纠正营养不良，又要通过手术、放化疗治疗原发疾病。古语有云："大兵未动，粮草先行"，把肿瘤的治疗比做是一场战役的话，上战场之前，不给士兵吃饱怎么能行！目前，医学界已基本获得共识，即营养支持不但不会促进肿瘤生长，而且合理的营养支持已经成为肿瘤患者的基本治疗手段之一。

㉖ 肿瘤患者需要忌口吗？

大部分肿瘤患者盲目忌口，认为"无磷鱼、虾、公鸡、鸡蛋、鹅、笋、蘑菇、韭菜、香菜"等所谓的"发物"，会加速肿瘤生长，不能吃。其实，对于肿瘤患者来说，只要对这些食物不会产生过敏反应，吃了都是无害的。在临床中也没有见到因为吃了鸡肉、鱼、虾等引起肿瘤复发的例子。在治疗期、康复期患者都需要多补充蛋白质、能量和多种维生素，使营养均衡。盲目忌口只能使患者的营养状况日趋恶化。专家认为，忌口是要的，但不能乱忌，依据有以下几点。

含有致癌成分的食物不能吃

比如烤羊肉串、烤排骨、烤鱼等富含蛋白质和脂肪的食材，这些食材在烤的过程中会产生致癌物杂环胺和 3,4- 苯并芘；另外也会烤其他各种各样的食材，如富含碳水化合物的馒头、番薯、年糕、面包或土豆片等，它们在烤制过程中则会产生致癌物丙烯胺。这些都是明确有致癌作用的物质。

术后发生乳糜漏症状患者要忌口

以低脂饮食为原则，不吃蛋黄、蟹黄、鱼籽、肉、禽、奶等，烹调以蒸、煮、炖为主，不放油。

发生腹泻的患者要忌口

不吃油腻、不消化的肉、粗纤维的蔬菜、水果、蜂蜜等。

痛风患者要忌口

避免海鲜、内脏、脑、鸡、鸭、火锅、沙丁鱼、啤酒等。

肿瘤患者的忌口要因病而异，因人而异，因治疗方法而异。合理搭配，均衡营养才是最佳的选择。

㉗ 保健食品能抗肿瘤吗？

保健食品必须是食品，无毒、无害，符合食品应有的食品要求；在成分和加工方面，它可以是含有某种成分的天然食品，也可以是食物中添加了某些成分，或者是通过食品工艺技术去除了其中某种成分的食品；在功能方面，它具有明确的、具体的，而且经过科学验证是肯定的保健功能；保健食品不以治疗疾病为目的，不能取代药物对患者的治疗作用，也不能取代人体正常的膳食摄入和对各类营养素的需求。

肿瘤患者认为保健食品比药品更安全，甚至还具有抗肿瘤功效。目前还没有可靠的医学证据证明保健食品能延缓肿瘤进展、治愈肿瘤或预防复发。实际上，有些"补剂"还可能会影响肿瘤治疗的效果。市面上保健食品的功效往往被厂家夸大，肿瘤患者盲目迷信保健食品，反而耽误正规抗肿瘤治疗，患者在使用前应向医生或营养师咨询了解。

相关链接

食 品

食品是指各种供人食用或者饮用的成品和原料，是人类生存的四大要素之一，和汽车需要加油一样，如果没有汽油，再好的车都无法启动。食品能为人体提供营养，维持正常的新陈代谢，促进儿童、青少年的生长发育等，如果没有食品，人类将无法生存。而药品和保健食品就没有这个功能。食品，满足了人类的基本生存需求，同时也极大地满足了人们的味蕾，丰富了餐桌内容，也让人们的生活多姿多彩。食品提供人类多种营养：蛋白质、脂肪、碳水化合物、维生素、矿物质、膳食纤维、水。包括粮食类、蔬菜类、水果类、蛋类、坚果类、豆类、肉类、禽类、鱼虾类、海藻类、油、盐及其他调料。

药　品

　　根据《中华人民共和国药品管理法》第二条关于药品的定义，是指用于预防、治疗、诊断人的疾病，有目的地调节人的生理功能并规定有适应证或者功能主治、用法和用量的物质，包括中药材、中药饮片、中成药、化学原料药及其制剂、抗生素、血清、疫苗、生物制品、血液制品和诊断药品等。它不具有营养作用，用法不当甚至对身体产生一定的毒副作用。

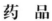 终末期肿瘤患者还需要营养治疗吗?

　　终末期肿瘤患者是指已经失去常规抗肿瘤治疗手段如手术、放疗、化疗和分子靶向药物治疗等机会，预计生存期不足 3 个月的患者。是否给予终末期患者营养治疗，并不仅仅是个医学问题，还更多涉及伦理、患者及其家属意愿等层面。

　　研究显示，营养治疗可以提高终末期恶性肿瘤患者的生活质量，但是否能延长其生存期则尚无定论。医生根据临床指征和社会伦理学理论，认真评估患者营养治疗的风险 – 效益比，掌握营养治疗适应证，充分考量营养治疗对于患者能否获益，再决定是否实施营养治疗。

29 肿瘤患者何时应停止营养治疗？

·患者生命体征不稳定和多种脏器衰竭时

此时应先稳定患者生命体征，原则上不考虑系统性的营养治疗。

·患者已接近生命终点时

此时大部分患者只需极少量的水和食物来减少饥饿感，防止其因脱水、电解质紊乱导致的脏器功能损伤。在这种情况下，采取过度营养治疗只会加重患者身体代谢负担，影响其生活质量。

30 肿瘤患者在康复期间的营养治疗建议有哪些？

（1）均衡饮食，不偏食、不忌食、荤素搭配、粗细混食，每天食物品种越多越好，最好能摄入12种以上，每周25种以上。

（2）不吃盐腌、酱制、霉变、烟熏、色素、香精、烈性酒。

（3）多用天然与野生食物，少用人工复合与精加工的食品。

（4）合理进补能提高人体免疫功能，某些滋补品如人参、白木耳、薏苡仁、红枣等有直接或间接地抑制肿瘤与增强免疫的功效。

在烹调时，尽量选用植物油，少用动物油脂。同时要注意食物的烹调方式，多采用蒸、煮、炖的方法，少吃煎、炸、烤的食物。

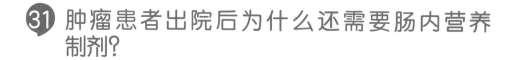

31 肿瘤患者出院后为什么还需要肠内营养制剂?

（1）由于肿瘤患者的代谢特殊性及各种治疗对身体造成的损伤，导致患者对营养的需求比正常人高很多，需要大量营养素去修复受损细胞。

（2）由于手术、放疗、化疗导致患者食欲差、消化吸收差、恶心、呕吐等，影响其进食量。甚至有些患者带着营养管出院的，还有因为放射性肠炎导致腹泻的、低蛋白血症的、贫血的、消瘦的等情况，都需要对症处理、改善营养状况，这时各种不同作用的肠内营养制剂正好解决患者的不同需求。合理饮食配合恰当的肠内营养制剂可以纠正患者营养不良，改善贫血、缓解腹泻和便秘，加速患者康复。

32 肿瘤患者出院后如何调整肠内营养的使用量和频率?

肠内营养制剂有很多品种，有整蛋白型全营养制剂、短肽全营养制剂、各种营养素组件，包括蛋白质组件、益生菌组件、维生素组件、微量元素组件、氨基酸组件、碳水化合物组件、鱼油组件以及疾病专用制剂，如糖尿病专用制剂、肝病专用制剂、肾病专用制剂等，具体使用需要结合患者实际情况来选择。患者出院后，如果消化功能恢复较好，能吃普通膳食，无特殊饮食禁忌，可以不用肠内营养制剂，只要在平衡膳食基础上适当增加优质蛋白即可，如各种鱼、虾、蛋、瘦肉、豆类及豆制品、奶类及奶制品、禽类等，合理安排饮食。如果患者牛奶不耐受，可以用全营养的肠内营养制剂替代，1~2 次／日。如果患者严重挑食，荤菜吃得很少，那么可以考虑补充蛋白粉或者乳清蛋白粉，1~2 次 / 日；如果是吃半流质食物的患者，因为总热量和蛋白质不足，考虑全营养肠内营养制剂，可以安排 2~3 次 / 日；进食流质或鼻饲流质食物的患者，要坚持用肠内营养制剂，因为自己做的流质食物热量和蛋白质、维生素、矿物质等都不足，不能满足患者康复需要，而肠内营养制剂都是标准化生产，方便计算。如果经济条件允许，建议全部使用肠内营养制剂（全营养配方）；如果经济条件不允许，可以安排 3~4 次 / 日补充。

㉝ 肿瘤患者在日常饮食中可以放调味料、香料吗？

在肿瘤患者的日常饮食中，可以适量放入调味料、香料，但需要根据患者的身体和疾病状态忌口，养成良好的饮食习惯。

根据中国营养学会推荐，每人每天食盐量不超过 6 克，包括隐形的盐，如咸菜、酱油、味精和鸡精等。酱油、味精和鸡精均可食用，但不可过量食用，尤其是对于高血压、水肿患者。对海鲜过敏的肿瘤患者，最好不要吃蚝油。肿瘤患者可以食用醋，但对于正在接受放疗或化疗且出现放射性食管炎、口腔溃疡的患者，应该避免吃醋、番茄酱、山楂酱等酸味调料，防止刺激创面。如果没有这种情况，患者又缺乏食欲，可以用调味料和香料让食物更入味，而不是盲目忌口。

至于大蒜、生姜、姜黄、葱等香辛料，已收录在美国国立癌症研究院总结出的具有防癌作用的 30 多种食用植物目录中。由于香辛料的抗炎性、抗氧化性和抗肿瘤性，不仅可以降低癌症风险，还对致癌物质的生物活化有直接抑制作用。但需要注意在使用抗凝药物时应限制大蒜和生姜的摄入。由于日常所使用的调味品及香料种类繁多，不能一一细诉，如果涉及特殊情况，建议向专业医师和营养师具体咨询。

34 除了一日三餐外，肿瘤患者可以多加餐吗？

普通膳食患者如果体重正常，食欲好，进食不受限，一日三餐做到均衡营养摄入，食谱安排合理的情况下可以不加餐；如果是消瘦的患者，胃纳较差，三餐之外要有加餐，比如在两餐之间加水果、蛋白粉、酸奶、蛋糕、饼干、麦片、水果羹、米糊、藕粉、营养粉等；半流质饮食每天5~6餐，除三餐正餐外需要加2~3次加餐；流质饮食每天6~7餐，在考虑量的基础上兼顾质，因为流质饮食的热量和蛋白质都较低，最好搭配全营养的特殊医学用途配方食品，根据患者情况选择：消化功能正常的可以选择全营养制剂，腹泻患者选择低脂配方，胃肠道功能缺损的选择短肽全营养配方。

35 如何估算食物的热量并制定适合自己的食谱？

膳食应满足人体需要的能量、蛋白质、脂肪以及各种维生素、矿物质、膳食纤维。所以制定食谱不仅品种要多样，而且数量要充足，各营养素之间比例要适宜，膳食中能量来源及其在各餐中的分配比例要合理。注意食物搭配，主食与辅食，杂粮与细粮，荤与素等食物的平衡搭配，注重烹饪方法，做到色香味美、质地宜人、营养可口。每克脂肪在体内燃烧产生的能量是9千卡，每克碳水化合物、蛋白质在体内燃烧产生的能量是4千卡。肿瘤患者的能量15%~20%来源于蛋白质，25%~30%来源于脂肪，50%~55%来源于碳水化合物，而供能不是蛋白质的主要任务，尤其是优质蛋白，它是修补伤口、合成免疫球蛋白、参与激素合成、合成骨骼肌等的主要原料，因此，食谱中碳水化合物和脂肪的供应要充足，不要因为蛋白质重要就仅安排高蛋白食材，而忽略碳水化合物和脂类。估算能量需要借助食物成分表这一工具，根据每 100 克食物所含的营养素来计算实际摄入的营养。比如一个中等大小的鸡蛋含蛋白质 5 克，热量 60 千卡；一盒纯牛奶 250 毫升含蛋白质 8.5 克，热量 185 千卡；100 克熟鸡脯肉含蛋白质 20 克，热量 195 千卡；100 克紫薯含蛋白质 2 克，热量 148 千卡；100 克芒果肉含蛋白质 1 克，热量 32 千卡；也可以借助食物交换代量表来计算热量和蛋白质。

36 干细胞移植期间（进入层流室）怎么调理饮食？

干细胞移植期间注意饮食卫生，一定要吃新鲜食物，避免隔夜菜，不吃辛辣刺激的食物，不吃鱼刺多的部位，尽量选择鱼刺少的鱼类，避免大块的、硬的、油煎炸、油腻不易消化的猪肉、猪蹄膀、粽子、年糕、油条、糖糕、麻糍、蛋黄派、猪大排、酥饼、千层饼、炸鸡等，不吃冰冷、过烫的食物、带骨头的肉类、腌制品、酱制品、膨化食品、生冷瓜果等，不吃凉拌菜，蔬菜避免芹菜、莲藕、笋干、芦笋等粗糙的食材，不吃容易过敏的海鲜或水果，如海虾、螃蟹、芒果、菠萝、猕猴桃等，不用葱、姜、蒜、辣椒、辣酱等调味料，不喝酒及饮料，饮食摄入不足时建议添加一些高质量的肠内营养配方粉（液）、短肽全营养剂、蛋白质组件、益生菌等，合理使用肠内营养制剂可以防止体重下降过快，增强机体免疫力，防止感染。

主食：可以选择小馄饨、米糕、发糕、面条、软饭、蒸老南瓜、刀切馒头、花卷、面包、米粉、米糊等，具体可以是鲜肉小馄饨、菜肉小馄饨、白米粥、小米粥、肉末蛋花粥、虾仁肉末碎菜粥、老南瓜瘦肉粥、山药瘦肉粥、胡萝卜末鸡丝粥、碎菜番茄蛋花面、猪肝面、碎菜肉丸面。

蛋白质来源：鸡蛋、鸭蛋、淡水鱼（鱼刺少的部分）、豆制品、鸡肉丝、鸭肉丝、鱼丸、瘦肉、蛋白粉、乳清蛋白粉等。如水蒸蛋、肉末蛋羹、蛋花汤、碎番茄炒蛋、黄瓜丝炒蛋、清蒸草鱼块、盐水虾、肉末豆腐羹、豆腐脑、咸豆浆、清汤鱼丸。

蔬菜：以细软的叶菜、瓜茄为主，如番茄、丝瓜、茄子、冬瓜、黄瓜、毛毛菜、生菜、菠菜、西葫芦等，宜洗净、切细、煮熟。

烹调方法以蒸、煮、炖、烩为主，避免煎、炸、熏、烤，细嚼慢咽，以减轻胃肠道负担。

第二章
肿瘤患者饮食宜忌

01. 肿瘤患者的基本饮食分类有哪些?

02. 肿瘤患者的食疗注意事项有哪些?

03. 肿瘤患者在食疗方面有哪些误区?

04. 在化疗期间或化疗后出现骨髓抑制时，饮食上应如何调整?

05. 在化疗期间或化疗后出现食欲下降时，饮食上应如何调整?

......

01 肿瘤患者的基本饮食分类有哪些?

·普通膳食

适用于饮食无特殊限制，不伴有咀嚼、吞咽困难，无消化功能障碍，疾病恢复期不发热的患者。

食物的选择基本与正常人相似，通常食物均可选择，每日供给的食物包括谷类、薯类、肉禽蛋鱼、蔬菜、水果、豆类及奶类食物，适量烹调油和调味品，蔬菜不少于500克，其中黄绿色蔬菜量>50%，每天3餐，少食油腻煎炸、烟熏、过甜及难以消化的食物，以及过于辛辣刺激的调味品。普通膳食蛋白质含量70~90克/100克，热量2100~2400千卡。

·软食

介于普通膳食和半流食之间，适用于消化不良、疾病恢复期或咀嚼困难的患者。这类饮食食材应细软、无刺激性、含食物残渣较少、便于咀嚼、易于消化。适用于放疗、化疗后消化功能较弱的肿瘤患者及胃肠道肿瘤术后恢复期的患者。

食物可选择软米饭、面条、饺子、馄饨、馒头、粉条、面包、蛋糕、包子、酸奶、肉末、猪肝、禽类、鱼虾类、豆制品、蛋类等，如五谷软饭、青菜千张包子、菜肉馄饨、白菜牛肉饺子、番茄青菜蛋花面、青菜猪肝面、虾肉馄饨、肉末水蒸蛋、肉饼蒸蛋、葱油鳊鱼、鲫鱼汆汤、泥鳅豆腐、油豆腐嵌肉、鱼头豆腐、红烧鱼头、炒黑鱼片等，不选择含植物纤维多的蔬菜如芹菜、黄豆芽、韭菜、笋干、豆干、春笋等。每天4餐，忌用油炸、熏烤等烹调方法。软食蛋白质含量60~80克/100克，热量 1800~2000 千卡。

·半流质饮食

半流质饮食是一种介于软饭与流质之间的饮食。一般较稀软，固体食物含量很少，含食物残渣极少，呈半流质状态的食物，比软食更易于吞咽、消化、吸收。适用于肿瘤术后恢复期的患者；有消化功能障碍的患者；口腔、咽喉肿瘤造成咀嚼、吞咽困难的患者；伴有高热及病情危重的患者。

食物选择烂面条、小馄饨、米粥、碎菜叶、菜泥、果泥、鱼丸、虾丸、肉丸、牛奶、豆腐、水蒸蛋、酸奶、软面包、蛋糕等。少食多餐，每天 5 餐。忌食炒饭、烙饼、煎蛋、含纤维多的蔬菜、刺激性强烈的调味品。烹饪方式宜清淡，选择蒸、煮、炖、熬、拌等。如清汤鱼丸、碎菜肉丸、小馄饨、小米粥、红枣白米粥、粉丝肉末、鸡脯肉丝面、鸭肉粉丝汤、虾仁水蒸蛋、营养奶昔、酸奶、肉末虾仁粥、老南瓜瘦肉粥、菠菜粉丝肉丸、荠菜肉丝面、猪肝面、豆腐脑、豆腐羹、牛奶、鲜果汁、新鲜水果、百合山药粥、香干炒肉丝、碎番茄炒蛋、丝瓜虾仁豆腐、豆奶粉、麦片、红烧鲈鱼、清蒸鲫鱼、鲫鱼豆腐汤、清蒸泥鳅、番茄黑鱼片汤、肉末面片汤、枣泥、桂花藕粉、芡实莲子粥等。半流质食物蛋白质含量 50~70 克 /100 克，热量 1000~1200 千卡。

·流质饮食

所有食物呈流体状态，几乎没有食物残渣，极易消化，容易吞咽。适用于中、晚期食管已发生狭窄或梗阻的食管癌患者；有吞咽困难的口腔、咽喉肿瘤患者；各种胸腹大手术后早期进食的患者；极度衰弱无力咀嚼食物的重症患者；高热病危患者。

食物可选用米汤、蛋羹、豆浆、冬瓜汤、萝卜汤、菜汁、果汁、鱼汤、鸡汤、鸭汤、火龙果、蛋白粉、奶昔、牛奶、稀藕粉、各种肉泥汤及营养液等。少量多餐，每天可用 6 餐。通常腹部手术后忌用过甜及胀气的流质（牛奶、蔗糖、豆浆易产气）。如需额外增加营养补充，可选用特殊医学用途配方食品调制的肠内营养液。流质饮食蛋白质含量 40~50 克 /100 克，热量 500~800 千卡。

02 肿瘤患者的食疗注意事项有哪些?

食药并重

肿瘤的治疗是一个复杂而漫长的过程，在当前对肿瘤预防和治疗尚无特效手段的情况下，食疗、化疗、放疗以及手术等其他疗法均是肿瘤综合治疗中的重要组成部分，缺一不可，不能偏废。

合理忌口

忌口是指疾病期间对某些食物的禁忌，是食疗学的重要组成部分，对于肿瘤患者的治疗和康复具有重要意义。对于中医所提及的"发物"，包括鸡、鱼、虾、鹅等，没有确凿的科学依据证明肿瘤患者吃了这些食物会导致肿瘤的复发和转移，这些食物均是人体优质蛋白等营养物质的重要来源。故一般认为忌口应科学合理，因时、因病、因人而异。

科学进补

具有食疗作用的食物与药物一样，均有自己的偏性，具有酸、苦、甘、辛、咸五味，寒、热、温、凉四气。在食用时也要根据病情和体质，遵循一定的食疗原则选用。随便乱进补，非但治不了病，且有害无益，故在食疗时宜因人、因时、因地，辨证施膳。

03 肿瘤患者在食疗方面有哪些误区？

盲目忌口

老百姓忌口比较盲目极端，坊间流传"得了肿瘤要严格忌口，鸡、鸭、鱼、鹅等所有肉类都不能吃，只能吃素，饿死肿瘤细胞"。有人则认为不用忌口，什么都可以多吃，以增强体质和免疫力来对抗肿瘤。专家认为，除吃中药应遵医嘱忌口外，一般不宜过度忌口，以免影响营养的摄入。患者应该因病施膳，如放疗应少吃狗肉、羊肉等燥热食物，应多补充水分；手术后需要足够的优质蛋白质摄入，如蛋类、鱼虾类、瘦肉等能促进伤口的恢复；消化道肿瘤应选择易消化、少刺激的食物；肺癌忌燥热伤阴的食物等。

迷信"补品"

肿瘤患者的家属很多都会让患者吃一些补品，然而大多数补品都含有中药成分或药食同源的成分。中医认为，每个患者的体质不同，适合的补品也不同，最好由中医师诊断后再行选择，而且不能因进食补品而影响正常的膳食，食物中含有人体所需要的各种营养素，这才是最基础的必需品。

04 在化疗期间或化疗后出现骨髓抑制时，饮食上应如何调整？

骨髓抑制是大剂量化疗过后常见的并发症，多数化疗药物都会在一定程度上造成骨髓再生不良，降低患者的血细胞含量，尤以白细胞下降最为明显。中性粒细胞减少症通常会持续 4~7 天，恢复时间因个人体质和治疗内容有所不同。如出现血象下降，在血细胞恢复到正常值之前，不要去人口密集的地方，出门一定要佩戴口罩。生的蔬菜、水果、肉类、海鲜容易携带病菌，吃这些食物容易发生腹泻、腹痛，甚至导致全身感染，所以一定不能吃。在化疗期间或化疗后出现白细胞、红细胞、血小板下降等骨髓抑制情况时，宜补充含有丰富优质蛋白质和铁元素的食物，如蛋类、瘦肉、豆制品、禽肉、鱼、虾、动物肝脏、动物血制品、奶制品、红皮花生、大枣、黑豆等，同时宜摄入新鲜蔬菜、水果，补充维生素 C，以利于机体对铁元素的吸收，改善贫血症状。

05 在化疗期间或化疗后出现食欲下降时，饮食上应如何调整？

化疗后产生的很多不良反应如食欲不振、消化不良、腹泻等症。

饮食结构略做调整

如果只是单纯食欲下降，即食欲下降却没有消化功能实质性异常，患者仅仅是食欲下降，吃得少，进食后并无明显不适，食物的消化功能也基本正常。首先患者要调整心态，积极进食，少食多餐，对饮食结构略做调整。临床工作中经常会遇到这类患者会产生特殊的饮食偏好，或者偏好飘忽不定，比如有的患者会突然告诉家属中午要吃粥，结果没吃几口又说想吃面条，等晚上准备好面条，端到面前时又想吃馒头，有时很想吃多年前吃过的某个小吃或者一个广告食品，这时家属一定要有耐心，不要嫌弃患者，因为她（他）可能是化疗导致味觉异常而发生了一些改变，多与患者沟通，适当增加食物品种，变换烹调方法，注重食物的色、香、味、形，色泽鲜明的颜色可以促进食欲。

· 强迫进食

如果食欲下降、厌食显著可能会出现闻吃色变的情况，这时患者必须克服厌食情绪，强迫自己进食。吃不下饭菜时可以改吃一些清淡的粥、果汁、菜汤、三鲜小馄饨等，也可以用点陈皮、红枣、山药煮粥，有健脾、理气、开胃作用，做菜适当用醋、蚝油、生抽、葱、姜、番茄酱、花生酱、芝麻酱等调料，让食物更有味道，有时特别想吃的酱菜、榨菜丝也可以少量尝试，但是避免过于刺激、辛辣的食物。

· 临床药物改善症状

临床上常用甲地孕酮来改善患者食欲下降情况，还有一些止吐药、益生菌或者促进消化的药物如消化酶来改善这一症状，帮助改善患者食欲，促进食物更好地消化吸收，辅助患者更好地接受治疗。

· 调整情绪

良好的情绪有助于促进食欲，家属要多关心、陪伴患者，多听听患者的意见，尽量满足他们的要求。患者可以听听喜欢的音乐、看看喜剧、天气好的时候多到室外阳光下走走、配合适量有氧运动，这些都能调节人的情绪，对改善食欲有所帮助。

06 在化疗期间或化疗后出现腹泻时，饮食上应注意哪些问题？

（1）多喝温水，不要喝冰镇或者滚烫的饮料。

（2）注意少食多餐，不吃脂肪高的食物。

（3）要少吃辛辣、油腻、煎炸或过分甜腻的食品。

（4）除酸奶外，要减少其他奶制品的摄入。

（5）少吃容易引起胀气的食物，比如碳酸饮料、口香糖、牛奶、大豆、土豆、番薯等。

（6）选择富含钠、钾的食物，如橙汁、番茄汁、苹果汁等。

（7）每次腹泻后，应多喝水，防止脱水，注意维生素和矿物质的补充，必要时补充多种维生素和矿物质。

07 在化疗期间或化疗后出现便秘时，饮食上应如何应对？

（1）可以多吃富含纤维素的食物，如蔬菜、水果、豆制品和全谷物等。

（2）尽量多喝水，包括喝温热的果汁、茶或柠檬水等。

（3）不要吃口香糖，喝可乐之类的碳酸饮料，这会造成过多空气进入肠道，引起腹胀。

（4）每天定时做腹部按摩，适当增加活动量，以促进肠道蠕动。

（5）可尝试使用非处方的大便软化剂，如开塞露、番泻叶等，或者可以向医生求助，一般出现3天以上大便未解的情况，可以考虑使用泻药。

08 手术后肿瘤患者如何补充营养？

（1）患者术后的营养补充应遵循由少到多、由稀到干、逐步增加的原则，起初是流质饮食（各种汤类）、慢慢过渡到半流质饮食（粥、面条、藕粉等），然后过渡到软食，逐渐恢复至正常饮食。

（2）术后饮食烹饪方式应以清淡、易消化吸收为宜，如蒸、煮、炖、煲等，如不清楚可以咨询医生、护士和营养师，让其提供指导。

（3）腹部大手术的患者由于术前禁食、术中大量消耗营养物质、术后消化道重建、消化功能尚未恢复等原因，术后患者应选择细软、清淡、少渣易消化的食材，如蛋羹、鱼糜、碎菜叶等，不适合吃太多油腻、粗糙及含粗纤维过多的食物，如肥肉、笋、芹菜等，避免引起腹胀、腹泻等症状。

（4）术后饮食原则上应保证高能量、高蛋白、高维生素膳食，应选用富含优质蛋白的食物，如奶类、蛋类、鱼虾、瘦肉、动物血制品等，同时摄入足量的新鲜蔬菜和水果，以保证膳食纤维、维生素和矿物质的摄入。

（5）如果饮食受限的患者也可以在医生指导下，根据病情选择一些膳食补充剂和特殊医学用途配方食品口服营养补充，只有均衡膳食，合理营养，才能更好地促进患者术后的康复。

09 肿瘤患者因害怕呕吐采取不进食，这种做法是否科学？

肿瘤患者化疗期间恶心、呕吐是经常发生的，其严重程度与使用的药物和患者的自身状况有关。因此患者在化疗前要调整好心态不要过度紧张，同时化疗前不要空腹，但也不要吃得太多。当恶心呕吐发生时，一定要多补充水分避免脱水，水分的补充以少量多次为宜，补充水分时还可以选用果汁饮料和流质饮食。一旦呕吐停止就应当进食，也有小部分患者由于害怕呕吐而不敢进食进水，严重影响胃肠道的正常功能。化疗期间可以选用清淡、低脂、易消化吸收的食物，如肉末粥、蛋花、蛋羹、豆腐羹、面包等，防止因化疗期间能量或营养素摄入不足导致的机体消耗。

⑩ 民间所谓的"发物"有哪些?

民间流传的"发物"常常可理解为能"诱发、引发、助发"某些旧病或加重现有疾病的食物。

这里的"发物"大体有以下几类。

发热之物

指使人体产生火热性现象的食物，如葱、姜、韭菜、胡椒、羊肉、狗肉等温热、辛辣易助热上火的食物。

发风之物

如鱼、虾、蟹、鸡蛋、香椿芽、鹅等易使人生风、疾病扩散、加重皮肤病变（如荨麻疹、湿疹、丹毒、疮痈疔疖等）的食物。

湿热之物

指影响脾的运化，助湿化热的食物，如饴糖、糯米、猪肉等。对于脾胃虚弱、痰湿体质等人群，湿热发物都不适宜多吃。患有湿热、黄疸、痢疾等疾病者应忌食。

·发冷积之物

是指具有寒凉的特性，容易损伤人体阳气，导致脾胃、心、肺、肝、肾等脏腑阴寒加重而导致泄泻、冷痛、咳嗽、胸痹等病症，如冷饮、冰糕、西瓜、柿子、梨等食物。

·滞气之物

如豆类、薯类、油腻食品、油糕、芡实、莲子、芋头、红薯等，这类发物有滞涩阻气的作用，不易消化会导致气机阻滞不畅，产生胃胀、腹胀。

·动血之物

能伤络动血的食物如胡椒、辣椒、桂圆、羊肉、狗肉、白酒等。此类食物多具温热性质，易迫血外出，如血热上冲的衄血、吐血、咯血，或血热下注的痔疮、月经过多、血尿等。

⑪ 肿瘤患者可以吃"发物"吗?

肿瘤患者能不能吃"发物"因人、因病、因治法而异。上述六类食物并非是所有疾病的"发物"。

·因人而异

如发风之物有过敏的人群不宜食用，如哮喘、皮肤过敏等。

• 因病而异

病位居上，如头颈部肿瘤、食管癌放疗患者，应少食发热之物，避免辛辣温热的食物如烟酒、辣椒、桂圆、羊肉等；病位居下，如肠癌、妇科肿瘤者最好少食发冷积之物，避免生冷肥甘厚味的饮食。

• 因治法而异

术后患者气血亏虚，不适合食用烟酒、腥燥、生冷之物。有出血的患者治疗期间不适合食用动血之物。

而对于民间流传的鱼、虾、鸡蛋等"发物"肿瘤，患者要忌口，这个说法毫无科学依据，鱼、虾、蛋等动物性食物是优质蛋白质的主要来源，对于肿瘤患者来说，每天适量食用对于康复大有益处，过度忌口，营养摄入会不足，只能导致人体免疫功能下降，代谢异常，出现营养不良，不利于疾病的恢复。对于忌口，患者一方面要注意遵循一些传统的、有科学依据的忌口习惯，对一些故弄玄虚的说法要有基本的判断能力；另一方面也不要过分苛求。

总之，肿瘤患者的忌口应根据医生或营养师的建议因人、因病、因治法而异，不要相信坊间流传的各种谣言，盲目过分的忌口不利于患者的预后。

⑫ 转基因食品对肿瘤患者安全吗?

转基因食品是指通过基因工程技术在自然植物或有机物的基因中添加某些外源性基因片段，来提高其抗病虫害能力，或提升口感、增加营养成分，或仅为便于商业运输的需要。理论上，这些增加的基因片段可能对敏感或过敏体质者有不良影响。不过，目前没有权威研究数据能证实，市场上销售的转基因食品有诱发肿瘤的风险，没必要因此感到恐慌。

⑬ 营养品和保健食品对肿瘤患者都是安全的吗?

很多患者想当然地认为,从商店里购买的营养品和保健食品都是安全的,可以放心服用。实际上,目前市场上有大量的营养品、保健食品甚至所谓"药品",未经相关机构的检测和批准,其安全性和有效性均存在着重大隐患。所以,对于任何非处方药品、营养品或保健食品,患者都应慎重选择,在咨询医生或营养师后再服用。

⑭ 肿瘤患者是否需要吃灵芝?

灵芝被历代医家视为滋补强壮、扶正固本的神奇珍品。适当服用灵芝有辅助作用,可以增强患者的免疫力,抗肿瘤,加强肝脏的解毒作用,但并不是任何时间都适合,例如患者在手术之前和之后的一周以及正在大出血时都不能服用,否则不仅不能调养身体,反而不利于身体恢复。

⑮ 肿瘤患者能否吃铁皮石斛?

铁皮石斛味甘,性微寒,具有滋阴养血的功能,能养胃阴、益气力。它含有多糖类物质,可增强巨噬细胞的吞噬能力,具有增强机体免疫功能,还有降血糖和降血脂的功效。铁皮石斛的抗肿瘤作用经过相关专家长期的研究证明是有效的,铁皮石斛性平,含有的石斛多糖和菲类化合物具有调节免疫力、抗肿瘤活性,肿瘤患者如果有咽干舌燥、大便干结、

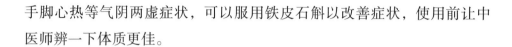

手脚心热等气阴两虚症状，可以服用铁皮石斛以改善症状，使用前让中医师辨一下体质更佳。

16 冬虫夏草真的能抗肿瘤吗？

冬虫夏草是中国传统的名贵中药材和重要的滋补品，含有多糖、核苷、氨基酸等多种活性物质。冬虫夏草性平，味甘。归肺、肾经。补肺益肾，止血化痰。具有抗肿瘤、调节免疫系统、促进机体损伤修复、降血糖、降血脂、改善心血管功能、保护肝肾功能等功效。研究表明，冬虫夏草对多种肿瘤有一定的抑制作用，其中的虫草素可有效促进胰腺癌、胆管癌、卵巢癌、乳腺癌、睾丸癌、食管癌等癌细胞的凋亡，同时抑制其在体内的增殖与转移。另一种成分虫草多糖对结肠癌、肝癌、肺癌、黑色素瘤、肉瘤等实体瘤和淋巴瘤、白血病等非实体瘤也有抗癌效果。此外，虫草多糖、虫草素在调节机体免疫系统、增强免疫力方面也起着重要作用。

但应注意，冬虫夏草具有降血糖的作用，术后盲目吃冬虫夏草，可能增加低血糖的风险，而低血糖是非常危险的。此外，野生的冬虫夏草产量低，价格非常昂贵，高品质的冬虫夏草价格已经高过黄金，性价比较低。建议根据个人经济能力、病情，咨询医师或药师后使用。

17 肿瘤患者能不能吃鸡肉和鸡蛋？

鸡肉营养丰富，蛋白质含量高，每 100 克含蛋白质 19.3 克、脂肪 9.4 克、碳水化合物 1.3 克、其脂肪中不饱和脂肪酸多，对心脑血管有好处，是低脂优质蛋白质食品。中医认为：鸡肉性平、温，味甘，入脾、胃经；

可温中益气，补精添髓；肿瘤患者营养需求大，各种治疗都会导致营养缺失，鸡肉是一种好选择，要注意的是不能太过肥腻，不要吃速成鸡、快餐鸡，可以吃农村自家养的土鸡，鸡头、鸡屁股、鸡脖子这些部位因含有重金属和淋巴组织等不建议食用。

鸡蛋是日常饮食中用得较普遍的，口感好，蛋白质含量高，氨基酸比例恰当，对人体组织损伤有修复作用。鸡蛋中含有珍贵的卵磷脂，可以帮助脂类代谢，有助于降低血脂；蛋黄中的脂肪以单不饱和脂肪酸为主，其中一半以上是橄榄油中的主要成分——油酸，对预防心脏病有益；鸡蛋中含有丰富的脂溶性维生素，包括维生素 A、D、K 等，对人体健康都至关重要。鸡蛋中含有较多的维生素 B_2，以及硒、锌等矿物质，这些物质都有防癌作用。

鸡蛋宜做蛋羹，一条原则就是要容易消化吸收。

⑱ 冬虫夏草和灵芝孢子粉能替代营养治疗吗？

冬虫夏草和灵芝孢子粉多见于传统医药学典籍记载，此类中医药保健食品在我国有着悠久的使用历史。冬虫夏草味甘、性平，能补肾壮阳、补肺平喘、止咳化痰，有调节免疫、抗疲劳的功效；灵芝孢子粉含有多糖、三萜类灵芝酸、天然有机锗等多种营养成分，能保肝解毒、镇咳祛痰、防辐射。破壁后的灵芝更适合人体肠胃直接吸收，它凝聚了灵芝的精华，具有灵芝的全部遗传物质和保健作用。但它们都缺乏人体需要的基础营养（蛋白质、脂肪、碳水化合物），而人体是以日常饮食作为营养来源，每天通过摄取多种食物得到生命活动所需的能量和各种营养素，以维持正常的新陈代谢和组织更新。因此，患者并不能依靠服用冬虫夏草和灵芝孢子粉来替代营养治疗。在均衡营养的基础上，如果经济条件允许，可以适量食用，而且要买到质量有保证的产品，因为现在市面上假货很多，万一吃到假货反而对身体造成不必要的伤害。

⑲ 肿瘤患者宜进食红参、鹿茸、羊肉等温热性质的补阳之品吗？

食物有寒、热、温、凉及酸、甘、苦、辛、咸等性与味的区别，人体体质也有寒、热差异，恶性肿瘤的患者应根据病情的寒、热、虚、实及脾胃的消化功能来加以选择食物。不同的肿瘤也应选择不同的食物。

热盛津伤的肿瘤患者，宜选用清热解毒及养阴生津的食物，如荸荠、荠菜、梨等，不宜吃红参、鹿茸、桂圆、羊肉、狗肉等温热壮阳之品。形寒肢冷、阳气不运者，则宜食用桂圆、红参、荔枝等。

脾胃虚弱、食欲不振的肿瘤患者，忌生冷瓜果，而宜选用补益脾胃、理气消食之品，如扁豆、胡萝卜、柑橘、山楂等。

中医食疗建议肿瘤患者请正规的中医专家根据自身情况进行辨证施治。

⑳ 肿瘤患者可以吃人参进补吗？

人参能大补元气，健脾益肺，增强患者的抗病能力，对肿瘤放疗、化疗引起的恶心、呕吐、厌食、乏力等有一定的防护和治疗效果，是一种有效的滋补药。因此，肿瘤患者用人参有"扶正固本"的效果，有助于疾病的康复。但患者的虚弱程度各不相同，人参虽好，亦有适应证，且人参品种较多，药性的温凉亦有所不同，不能滥用，否则不但无益，反而加重病情。服用人参补养，应该以中老年人为宜，儿童及青壮年肿瘤患者不宜服食。肿瘤患者放化疗期间，以生晒参或白参较为适宜，红参、朝鲜参药性偏温，不一定合适。服参期间，若有感冒发热、气喘、喉咙干燥、失眠多梦及心情烦躁等，也应停止服用。服用人参前请中医师辨证后更佳，切忌自己乱吃。

㉑ 肿瘤患者能吃海参吗？其营养价值比鸡蛋高吗？

海参中含有的海参皂苷、酸性黏多糖、硫酸软骨素等，具有增强免疫、抗肿瘤作用。对于刺海参所含酸性黏多糖成分，实验表明，这种成分具有抗肿瘤转移以及抑制肿瘤生长的作用。海参皂苷具有抗辐射作用，可减缓放化疗的不良反应；海参不仅能提高机体免疫功能和抗病能力，还能增加肿瘤患者对放、化疗的耐受性，减少手术后感染，加速伤口愈合。故肿瘤患者可以适量食用海参，对于过敏体质的患者慎用。

每 100 克海参含蛋白质 16.5 克，如果吃 10 克海参，仅能得到 1.65 克蛋白质；而吃 1 个鸡蛋可以得到 5 克左右蛋白质，氨基酸模式和人体接近，容易消化吸收，且鸡蛋还含有其他多种维生素、矿物质，价格便宜，因此不建议将海参作为补充蛋白质的主要来源。

海参的食用方法很多，可以做高汤海参羹、小米海参粥、海参炖仔排、海参炖鸡等。

㉒ 肿瘤患者可以食用枸杞吗？

枸杞，又称枸杞、红耳坠，是茄科小灌木枸杞的成熟子实。枸杞药食同源的历史悠久，是驰名中外的名贵中药材，早在《神农本草经》中就被列为上品，称其为"久服轻身不老、耐寒暑、有延缓衰老的功效，又名'却老子'"。枸杞中含有多种氨基酸，并含有甜菜碱、玉蜀黍黄素、酸浆果红素等特殊营养成分，使其具有非常好的保健功效。枸杞中含有枸杞多糖，能增强免疫功能，提高抗病能力，抑制肿瘤生长和细胞突变。枸杞还有抗辐射、保护机体的作用，可作为辅助药物来配合放疗等抗肿瘤治疗，减轻放疗的毒副作用，提高疗效。肿瘤患者可以食用枸杞，但不宜过量，以免上火，一般作为泡茶、煮粥、制作菜肴时搭配使用。

㉓ 肿瘤患者可以吃海鲜吗？

海鲜是指出产于海里的可食用的动物性、植物性原料总称，包括鱼类（黄鱼、带鱼、鲳鳊鱼、鸦片鱼、三文鱼、鳕鱼、海鳗、小嘴鱼、多宝鱼、海鲈鱼、金枪鱼、八爪鱼、墨鱼、鱿鱼等），虾类（龙虾、基围虾、皮皮虾、青虾、大海虾、蝼蛄虾、竹节虾等），蟹类（梭子蟹、青蟹、毛蟹、红蟹等），贝壳类（夏夷贝、红扇宝、蛏子王、大海螺、韩国螺、乌鲍螺、芒果贝、白云贝、蝴蝶贝、赤贝、北极贝、象拔蚌、文蛤、蛏子等），海藻类（海带、紫菜、海藻等）。还有海蜇头、海蜇皮、海胆、海参等，海鲜品种非常丰富，味道鲜美，大多数是低脂肪高蛋白的食物，可以给人体提供丰富的优质蛋白质及维生素、矿物质等，肿瘤患者是可以食用海鲜的，不用谈海鲜色变，除非人体本身对海产品过敏。海产品因富含蛋白质，对人体来说这些蛋白质是"异体蛋白"，一些过敏体质的人肠黏膜毛细血管通透性较高或者说对海产品蛋白质消化不够彻底，使这些异体蛋白直接被吸收，引发过敏反应，发生皮肤瘙痒、荨麻疹等症状，但这并不会引起肿瘤的加重，更不可能诱发肿瘤。要注意的是，患者应避免在咳嗽、咳痰期间食用海产品以免加重咳嗽。另外，因贝壳类海鲜较难消化，有胃肠道功能差、口腔肿瘤及术后、胃肠道肿瘤术后、腹泻等情况时不宜食用，有痛风史的肿瘤患者也不能吃海鲜。

24 葱、生姜、生蒜这类食物能抗癌，但又为辛辣的食物，肿瘤患者能吃吗？

葱、生姜、大蒜等都是人们日常饮食中常见的调味料，这些食物还有很好的保健、防癌作用。如葱和大蒜中含硫化物、大蒜素等抗癌物质，不仅无损健康，还有利于抗癌。平时在制作鱼、虾时适当放一些可以去除腥味，让食物更美味。

但辛辣食物有刺激性，有一定的不良反应，如进食生姜后，有轻微的胃部不适、胃灼热及胀气等现象，因此摄食时还是要适量，尤其对胃肠有疾病者，要慎食。头颈放化疗期间患者大多体质阴虚内热、咽干舌燥、有些患者口腔黏膜充血水肿甚至有溃疡面形成，这部分人群就不适宜食用生姜、大蒜等辛辣刺激的调料。

25 肿瘤患者服用中药期间是否能吃萝卜？

生萝卜具有消积滞、下气宽中的功效，气虚患者在服用人参补气时，不宜吃萝卜，否则萝卜的下气作用会抵消人参的补气作用。萝卜又是凉性的，若虚寒体质的人在服用温补药物时也不宜多吃萝卜。但煮熟的萝卜和生萝卜的作用恰恰是相反的，煮熟的萝卜能够止咳理气，调理脾胃，对于一些脾胃不畅的患者，吃煮熟的萝卜能够有利于中药的吸收。由于涉及体质辨识，则需要由中医师给出建议。

26 肿瘤患者能吃三七粉吗?

三七的主要作用是活血化瘀、消肿止血，属于一种比较名贵的中药。由于三七含有三七素、三七多糖、黄酮等成分，所以具有一定抗肿瘤的作用。理论上来讲，癌症患者可以吃三七粉，但是建议患者还是去正规医院就诊，任何用药必须在医生的指导下进行。三七粉在服用时最需要注意的是服用剂量，一般正常体质的人，一天总量在10克左右，分2次服用，请勿过量。晚上服用不宜超过3克，过量有兴奋作用，最好也不要在睡前服用，容易口渴。

27 肿瘤患者能喝牛奶吗? 纯牛奶和酸奶哪个更合适?

对于肿瘤患者来说，通过增加奶制品摄入来改善一些营养素摄入不足的问题，是一种很好的选择。肿瘤患者可以喝牛奶和酸奶，奶类富含优质蛋白质、脂类、多种维生素及钙等矿物质，补充身体营养的同时还能防止骨质疏松。饮用牛奶后可能会腹泻，一般是由于体内缺乏乳糖酶、乳糖吸收差引起的乳糖不耐受现象。对于此类患者，牛奶就不合适了，可以考虑选用酸奶。酸奶中含有多种对人体肠道有益的益生菌，可以调节肠道的微生态，促进营养物质吸收及代谢废物排出，所以相对来说酸奶更适合人体消化、吸收。

如果乳糖不耐受但又要食用牛奶，可以尝试以下方法来减轻或避免饮奶后的不适：首先，可以少量多次饮奶；其次，不空腹饮奶，将牛奶与肉类及其他含脂肪的食物同时食用；第三，用乳糖已被部分酵解的发酵乳（特别是酸奶）代替鲜牛奶；第四，地瓜、全麦面包等膳食纤维高的食物在肠道会产生很多气体，对有乳糖不耐受的人会加重其症状，不宜同服。肿瘤患者饮用牛奶和酸奶是安全的，在化疗期间或放疗时酸奶优于纯牛奶。胃肠道手术、妇科肿瘤外科手术后早期都不宜喝牛奶，防止胀气和腹泻。

28 肿瘤患者如何选择食用油？

肿瘤患者用油很关键，建议选用富含 ω-3 多不饱和脂肪酸的食用油如亚麻籽油、紫苏籽油、胡桃油、橄榄油、低芥酸菜籽油等，这些富含不饱和脂肪酸的油脂可以降血脂、防止动脉粥样硬化、有效抑制炎症的发生，选用这类食用油有助于肿瘤患者的康复。

29 肿瘤患者要多吃凉性食物，少吃热性食物，这种说法正确吗？

不能一概而论。中医理论中，疾病有寒热虚实之分，食物有温热寒凉不同，所谓"所食之味，有与病相宜，有与身为害"，与病相宜的就可以吃，与病不合而对身体有害的就要忌口。实热体质患者宜吃凉性食物，忌食热性食物，易助火耗气；而虚寒体质患者宜吃温热食物，忌食寒凉食物，就是这个道理。所以不能确定地说肿瘤患者要吃凉性食物，不宜多吃热性食物。

30 脾胃虚弱及食欲不振的肿瘤患者在食疗上应注意哪些?

肿瘤患者如出现脾胃虚弱、食欲不振的情况，这时应该调整饮食结构，少食多餐，选择易消化的食物，避免生冷瓜果及肉类、贝壳类、甲鱼、年糕、粽子、麻糍、奶油、糍糕等，而选用一些陈皮、佛手、香菜、山药、胡椒、蔻仁等甘温芳香的食物和调味品，以利于醒脾开胃、增进食欲；如患者表现为脾胃运化失司，腹胀、便溏等可给予白扁豆、蔻仁、莱菔子、茴香、山楂、茯苓、六曲等芳香化浊、理气消胀之品，以减症状，提高食欲，建议不要吃易产生胀气的牛奶、豆浆等。

31 肉类中如何区分红肉和白肉? 肿瘤患者可以吃红肉吗?

简单的理解：红肉，是指在烹饪前呈现出红色的肉；白肉，是指在烹饪前呈现出白色的肉。日常生活中可以大致分为：四条腿的动物如猪、羊、牛、鹿等，绝大多数哺乳动物的肉都是红肉；两条腿的动物如鸡、鸭、鹅、鸟等，这类属于红白相间；没有腿的动物如鱼、贝壳类等，因肌肉纤维细腻、脂肪含量较低而属于白肉。

美国癌症研究学会和世界癌症研究基金会对癌症预防提出10条建议，其中之一就是：限制红肉摄入，避免加工肉制品。这里限制摄入的意思是可以吃，但不能多吃，专家建议每周不超过500克。真正不能吃或尽量少吃的是一些加工肉制品，比如培根、火腿、腊肉、香肠等。也有患者光吃白肉，不吃红肉，这也是不可取的，红肉富含铁、锌等微量元素及 B 族维生素，长期不摄入红肉有可能导致铁元素的缺乏、发生贫血。肿瘤患者经过抗肿瘤治疗后容易出现贫血，适量增加红肉或动物的肝脏摄入可以补充铁元素。只要注重膳食平衡原则，合理搭配食材，不必过于纠结红、白肉。

㉜ 肿瘤患者出现味觉异常宜食用哪些食物?

有些肿瘤患者在治疗过程中，味觉会发生奇特的改变，许多美味佳肴闻起来都有一种怪味。为什么会发生这种现象? 可能是化疗药物作用于味觉感受器或大脑皮质的味觉中枢所致，也可能是头颈部放疗引起的口腔黏膜炎及味蕾的破坏导致味觉改变。此外，锌缺乏也可使味觉改变。

大多数肿瘤患者对甜味和酸味的感觉减弱，而对苦味较为敏感。对咸淡的感觉因人而异，变异较大。可使用番茄、橙子、山楂或柠檬来增强酸味，选用香菇、香菜等味道独特的食物来刺激味觉和增强味觉的敏感性。尽量不用或少用苦瓜、芥菜等苦味重的食物，并根据患者对咸淡的感觉调节食盐的用量。

㉝ 肿瘤患者饮食营养需求特点是什么?

肿瘤患者需要全面增加营养素，多吃一些有益于机体的高营养密度的食物，以补偿肿瘤组织对机体的消耗，尤其是增加蛋白质、维生素、矿物质的摄入，提高机体抗病能力，防止肿瘤恶液质的发生。肿瘤患者大多数营养消耗比较大，食欲欠佳，体质比较虚弱，甚至有严重的贫血等，因此，在饮食方面应当多选择一些营养丰富、容易消化吸收的食物，如瘦肉类、鱼虾类、蛋类、奶类、新鲜蔬菜、水果以及香菇、蘑菇、木耳等真菌类食物，以增进食欲，补养气血，调整各脏腑功能。由于肿瘤细胞主要利用葡萄糖供能，肿瘤患者饮食中应尽量减少精制糖果及糕点类的摄入，控制碳水化合物的摄入比例在 50% 左右。但每位肿瘤患者的病情不同，还应根据肿瘤发生的部位、性质、患者的体质、饮食习惯等具体情况调整食物的种类及烹饪方式。

34 "人的体质有酸碱性之分，酸性体质容易得癌，想抗癌应多吃碱性食物"，这种说法对吗？

近几年，有关酸性体质、碱性体质的概念被炒得火热，如"酸性体质的人容易得病。平时要多喝一些碱性的水，可以改善体质"等类似的说法，不胜枚举。但是人的体质真的有酸碱之分吗？人体内确实存在很多的酸性环境和碱性环境，但是人体有强大的酸碱中和能力，会把体内的 pH 控制在 7.35~7.45 之间，实际上人的体质是没有酸碱之分的。人体的自我调节能力也很强，食物在进入人体后，经过一个漫长复杂的消化过程，人体自身拥有一套强大的生理缓冲系统（循环系统、泌尿系统、呼吸系统），会使得机体的酸碱保持平衡，所以不会因为摄入的是酸性食物或者碱性食物，就影响人体内的酸碱度。如果这个调节能力遭到了破坏，身体就会呈现酸中毒或者碱中毒的状况。医学研究发现，肿瘤周围组织是酸性的，因为肿瘤的代谢导致周边的组织变成酸性，但这种酸性组织只是在局部，所以"酸性体质容易得癌症"的说法，根本站不住脚。

35 如何判断日常食物的酸碱性？碱性食物对患者有益处吗？

人体有三大缓冲系统，最重要的是碳酸氢盐系统，它的"工作原理"简单地概括，就是体内酸多了，有碱性物质来中和，碱多了，又有酸性物质来中和；而肺调节，就是当体内酸性物质增多时，人会加快呼吸，将酸性的二氧化碳更多地呼出去，反之则呼吸变缓；肾脏也很重要，它能吸收碱性的碳酸氢盐，并排泌酸性产物。只有当以上三大调节系统出现问题，比如尿毒症、糖尿病酮症、慢性阻塞性肺病等情况下，人体内的酸碱平衡才会被打乱，出现代谢性或呼吸性酸中毒，而人体内的酸碱度在正常情况下是不会受到食物影响的。

日常食物的酸碱性不是用简单的味觉来判定的，而是取决于食物中所含矿物质的种类和含量，比如蔬菜和水果中的钠、钾、钙、镁、铁进入人体后代谢呈现的是碱性反应，肉类中磷、硫、氯等进入人体后代谢则呈现酸性。举个简单的例子，柠檬汁是强酸味的，但是它却是碱性食品，因为柠檬汁中富含钾元素，在被人体吸收代谢后对体液呈现出碱性，而日常生活中常见的皮蛋是碱味的食物，但因为其富含磷、硫等元素对于人体来说却又是酸性食物。备受推崇的蔬菜、水果等"碱性食品"，之所以对部分肿瘤的发生、发展有预防作用，主要是因为它们产生的能量低，富含维生素、矿物质、膳食纤维等，而不是所谓碱性的作用。

36 肿瘤晚期患者特别瘦，他们的营养该怎么补充？

　　肿瘤晚期患者需要营养师做营养风险筛查和营养评估，根据身高、体重及实际情况，制定个性化营养治疗方案，能经口吃的尽量经口饮食，如流质患者可以选择米汤、菜汤、稀藕粉、蛋花汤、米汤烧蛋、鲜果汁、全营养配方粉（液）；半流食患者可以选择虾仁粥、小馄饨、番茄蛋花面、生菜肉末面、青菜猪肝面、虾仁肉末馄饨、三鲜虾仁鱼丸汤、鸭血粉丝汤、番茄黑鱼片等；软食患者可以选择低脂、少渣的食材，如鲈鱼、鲫鱼、泥鳅、河虾、蛋羹、丝瓜、鱼丸、虾仁、番茄、冬瓜丝、萝卜丝、山药片等。

　　肿瘤晚期患者往往食欲较差，消化功能欠佳，可以根据医嘱适量使用促进食欲的消化酶制剂，并补充维生素、矿物质以促进营养物质的代谢和吸收。患者经口摄食严重不足时可考虑增加部分肠内或肠外营养补充，如有腹泻情况，应选择低脂无渣或少渣饮食，短期内避免高纤维含量的蔬菜如芹菜、藕、笋、苋菜的摄入，不吃生冷水果，不吃高脂肪的五花肉、甲鱼、蹄髈、鳗鱼、老鸭和油炸食物。

37 肿瘤患者补充营养有哪些途径？

经口进食

　　经口进食具有安全、符合生理等优点，对于消化道功能良好，可以经口进食的患者鼓励经口进食补充营养。

·肠内营养

对于消化道功能良好但不能经口进食的患者或者术后胃肠道尚未完全恢复的患者，可以选择肠内或者肠外营养的方式。肠内营养包括经鼻胃管、鼻十二指肠管、鼻空肠管和胃空肠造瘘管给予输注营养物质。

·肠外营养

主要是通过静脉输液的方式输注营养制剂。

38 肿瘤患者术前营养不良，对手术及术后恢复有什么不利影响？

术前营养不良的外科患者，手术后并发症的发生率与死亡率均明显升高，原因主要如下。

（1）营养不良使患者对麻醉和手术的耐受性下降。

（2）手术、创伤后机体的代谢及消耗均明显增加，进一步加重营养不良与肝、肾、肺等脏器功能不全，严重者导致多脏器功能衰竭。

（3）免疫功能降低使术后各种感染，如肺炎、腹腔感染的发生率升高，也比较难控制。

（4）营养不良导致吻合口及切口愈合延迟、伤口感染以及住院时间长、花费多等问题。

营养是机体赖以生存的基石，是维持人体正常免疫功能的物质基础。提供营养最直接、最安全的来源就是食物，通过合理膳食搭配可获取机体所需要的各种营养素。肿瘤患者合理、充足的营养可以改善患者的生活质量，缩短住院时间。

㊴ 肿瘤患者要如何补充蛋白质?

蛋白质是构成人体组织、器官的重要成分，在人体的瘦组织中如肌肉组织和心、肝、肾等器官均含有大量蛋白质；皮肤、血液、骨骼、牙齿乃至指、趾也含有较多蛋白质。人体内各种组织细胞的蛋白质始终在不断更新，因此，人体每天需要从食物中补充足量的蛋白质，肿瘤患者尤其要补充。

能经口进食

患者进食相对正常，建议从食物中补充优质蛋白，包括蛋类、奶类、鱼虾类、禽类、瘦肉、豆类及豆制品等。如果伴有贫血，要增加红肉，如牛肉、猪肉等的摄入。

另外要注意蛋白质的互相补充，即蛋白质互补。植物性蛋白质往往缺少下列必需氨基酸：赖氨酸、蛋氨酸、苏氨酸和色氨酸，所以其营养价值相对较低。如大米和面粉的蛋白质中赖氨酸含量较少。为了提高植物性蛋白质的营养价值，往往将两种或两种以上的食物混合食用，以达到氨基酸互补的目的，提高膳食蛋白质的营养价值。以多种食物混合备用相互补充其必需氨基酸不足的作用叫蛋白质互补作用。如将大豆制品和米面同时食用，大豆蛋白可弥补米面蛋白质中赖氨酸的不足，米面也可以补充大豆蛋白中蛋氨酸的不足，起到互补作用。比如鲫鱼豆腐、泥鳅豆腐、千张包子、豌豆肉丁、八宝粥、五谷饭、豆粉团子等都是蛋白质互补的例子。

·不能经口进食

如果患者不能经口进食，但胃肠道功能还基本正常，可以通过经鼻插管或经腹壁做一个胃造瘘口插管将肠内营养注入体内进行补充。有研究显示，乳清蛋白、水解乳清蛋白等制剂有利于肿瘤患者的蛋白质合成，抑制蛋白质的分解，促进肌肉蛋白质的合成，从而有利于预防肌肉减少症的发生。

如果胃肠道功能已经明显受损，则要接受从肠外营养（静脉输注营养液），经血管输注富含必需氨基酸、支链氨基酸尤其是富含亮氨酸的氨基酸制剂，也将有利于患者的蛋白质合成，改善患者预后。

40 益生菌对肿瘤患者有益吗？

益生菌对肿瘤患者有益。当人体内有足够的益生菌时，人体就会处于一个健康的状态，但是一旦体内菌群失去平衡，比如菌种间比例发生大幅变化或者超出正常数值时，那么腹泻、过敏、胃口不佳、疲倦、免疫力低等一系列问题就会随之而来，人体的健康就会亮红灯，而这时适当补充益生菌，协助体内菌群平衡，才能让人重现健康状态。

肿瘤患者由于放射治疗及化疗常常引起胃肠道黏膜损伤、影响消化吸收功能，而损伤的黏膜也更缺乏对病菌的抵抗能力，因此，补充益生菌可以帮助消化吸收、保护肠黏膜、提升抗病菌能力，对肿瘤患者有很大的好处。

41 肿瘤患者吃什么水果好?

肿瘤患者宜多吃颜色丰富，维生素 C 含量高，有一定抑癌抗癌作用的水果，常常推荐的品种主要有以下几种。

葡萄

葡萄富含白藜芦醇，可防止正常细胞癌变，抑制癌细胞的扩散，酸甜的葡萄对接受放疗和手术后的癌症患者较为适宜。

草莓

草莓中含有鞣花酸，能保护机体免受致癌物的伤害，具有一定抗癌作用，同时草莓有生津止咳、利咽润肺功效，对缓解头颈部及胸部肿瘤的放疗反应、减轻症状有益。

香蕉

香蕉提取物对黄曲霉素 b_1 等致癌物有明显的抑制作用，而且香蕉富含钾、镁元素，有一定抗癌、防癌作用。

无花果

无花果具有抗肿瘤成分，能抑制癌细胞蛋白的合成。

猕猴桃

猕猴桃中的维生素C含量居水果之冠，每100克果实含维生素C 150毫克。

　　另外如橙子、蓝莓、桑椹、山竹、柑橘、鸭梨、苹果、火龙果等水果富含各种维生素和矿物质、花青素等，对于肿瘤患者来说可以起到补充营养、抗氧化的作用，患者根据自身情况选择。脾胃功能差的可以加热做成水果羹，腹泻的患者暂时不吃水果。放疗患者容易口干、咽痛，对于热带地区特有的某些水果如菠萝蜜、榴莲、荔枝、龙眼肉等尽量避免，多食易出现湿热，加重上火。一般肿瘤患者应根据节气，吃当季盛产的水果，尽量不要吃反季节水果。

42 肿瘤患者出院后应如何进行饮食调整?

　　营养不良会对恶性肿瘤患者造成不良影响，包括降低肿瘤细胞对治疗的敏感性、增加不良反应的发生、降低治疗的耐受性、延长总住院时间等。因此，对恶性肿瘤放疗患者进行规范、有效的营养治疗具有重要的意义，有利于保持患者体重，降低治疗不良反应。

　　有效的营养治疗应从体重管理做起。每周监测体重，并做好记录。一旦出现体重下降的情况，需要调整饮食。BMI（体质指数）：BMI=体重（千克）/ 身高^2（米^2），正常范围为 18.5~24.9；小于 18.5 为营养不良。

　　出院期间应当遵循以下饮食原则。

　　（1）能量：推荐 25~30 千卡 /（千克·天）。

　　（2）蛋白质：高蛋白饮食，蛋白质供给应当保证 1~1.2 克 /（千克·天），对于严重消耗的患者而言，可增加至 1.2~2 克 /（千克·天）。推荐 100~140 克 / 天，这相当于肉类及鱼类 150 克、鸡蛋 1 个、豆腐 100 克、牛奶 300 毫升及大米 300 克；碳水化合物：术后需要适量的碳水化合物，一般推荐 300~400 克 / 天。

　　（3）食盐：每日食盐少于 6 克，油少于 30 克，用植物性油代替固体脂肪。

　　（4）维生素：术后需要增加摄入，特别是维生素 C 和 B 族维生素的摄入，可促进伤口愈合。

（5）当口服膳食营养不能保证推荐摄入的 60% 时，建议进行口服营养补充剂，以保证营养素的均衡摄入。

（6）忌食生冷、油腻及辛辣刺激性的食物，有并发症的患者应考虑忌食相应的食物。

（7）保持足量饮水，提倡饮用白开水，不喝或少喝含糖饮料。限制酒精摄入。

43 术后肿瘤患者都会静脉注射 1 袋 "牛奶样"液体，这有什么好处和坏处？

这是肠外营养，俗称 "三升袋"。

肠外营养的好处在于给不能经口饮食、不能经消化道吸收营养的患者或吸收不足的患者提供全部营养素。

长期肠外营养支持的患者有一定的风险：①由于长期使用肠外营养的患者需要深静脉穿刺置管，存在和留置静脉导管相关的感染风险；②肠道功能长期被废弃，长时间的肠外营养会造成肝肾功能损伤。

44 通过静脉输注营养液来补充营养是不是效果更好？

不是。静脉输注营养液来补充营养也就是肠外营养，对于无营养不良或轻度营养不足的患者无明显好处，还可能增加感染等风险。如果消化道功能良好，则首选肠内营养。对于那些肠内营养无法满足能量需要的患者可以考虑应用肠外营养。

45 乳糜漏患者如何饮食?

乳糜液指肠道的淋巴液,是由肠道吸收营养物质后产生的大分子脂肪、蛋白质(包括白蛋白、球蛋白、纤维蛋白原)、碳水化合物、电解质以及淋巴细胞等构成,外观呈乳糜样。

饮食治疗原则:高蛋白、高碳水化合物、高维生素、低脂肪饮食。

对于每日腹腔引流量较大,超过 200 毫升 / 天的患者

首先考虑禁食与全肠外营养(TPN),禁食是减少乳糜液产生的有效措施。为保证患者有足够的营养与能量,应根据患者的身高、体重给予总热量,包括碳水化合物、氨基酸、维生素、矿物质、脂肪乳等。

对于每日腹腔引流量 100~200 毫升 / 天的患者

可以考虑进食,根据患者情况给予忌油半流质或者忌油普通膳食,主食(粥、软饭、馄饨皮、蛋清面、清水煮面),蔬菜加盐、水煮、不放油。水果可以食用。能量来源以碳水化合物为主,提供中链甘油三酯,既提供能量又避免乳糜形成。为防止患者饥饿,低脂全营养粉配合使用,水解乳清蛋白、分离乳清蛋白,根据患者具体情况确定使用量。

对于每日腹腔引流量小于 100 毫升 / 天的患者

饮食可以改为低脂优质蛋白,每天总脂肪摄入量少于 40 克,保证主食(避免煎饼、千层饼、蛋糕、酥饼、月饼、蛋黄酥等,不用坚果)的前提下增加低脂肪高蛋白食材,如清蒸鲫鱼、清蒸草鱼、盐水白虾、盐水明虾、清蒸泥鳅、清蒸带鱼、清蒸黄鱼、汪刺鱼氽汤、虾仁豆腐、脱脂奶、水蒸蛋、黑鱼汤等。蔬菜、水果合理安排。乳糜液明显减少或消

失后过渡到高蛋白普通膳食。

46 防癌和抑癌的食物有哪些?

·含番茄红素食物

对前列腺癌和乳腺癌有预防作用,存在于成熟的番茄中。

·含黄酮类食物

大豆异黄酮能预防乳腺癌、前列腺癌、结肠癌,富含于大豆及豆制品中。

·含白藜芦醇食物

存在于葡萄、桑椹等植物中,能预防肿瘤的形成。

·含吲哚类食物

圆白菜、西兰花等含有的吲哚化合物,能预防大肠癌、直肠癌等肿瘤。

·抗菌食物

大蒜、韭菜能抑制幽门螺杆菌的生长,对预防胃癌有一定的作用。

·抗氧化食物

维生素 A、C、E 具有天然抗氧化功能,可以清除体内自由基;膳食纤维可促进肠内致癌物质排泄,二者均存在于新鲜蔬菜和水果中。

· 含硒食物

硒能清除自由基，增强免疫力，是公认的抗癌元素。动物性食物中鱼类、虾类、蛋类富含硒；植物性食物中大蒜、芦笋、蘑菇、洋葱、南瓜等富含硒。

· 含多酚类食物

绿茶中富含茶多酚，可抑制亚硝基化反应，起到防癌效果。

· 提高免疫功能的食物

如蘑菇、香菇、灵芝等菌类中含有的多糖物质，以及大枣、枸杞等，都能提高机体免疫力。

47 常食哪些粥品有益于肿瘤患者康复？

· 薏米莲子粥

［原料与做法］　薏苡仁50克、粳米50克、莲子20克、冰糖少许。将薏苡仁、莲子洗净浸泡后，与粳米同煮成粥，放入冰糖少许即可。

［功能主治］　健脾补肺，清热利湿，补虚益损，抗病毒，防癌。

· 玉米粥

［原料与做法］　玉米粉100克、小米100克。将小米淘洗后与玉米粉同煮，煮沸后文火熬成粥即可。

［功能主治］　玉米能调中和胃，利尿，宽肠，降压，减脂，防癌抗

癌；小米能健胃消食，防止反胃，呕吐等。

薏米红枣粥

[原料与做法]　薏苡仁 120 克、粳米 60 克、大枣 10 枚。薏苡仁拣去杂质，清水洗净，与粳米同煮成粥，放入大枣 10 枚即可。早晚各食用 1 次，可以久服。

[功能主治]　健脾益胃，补虚益气，养血安神，利水渗湿，微凉而不伤胃，益脾而不滋腻。

灵芝粥

[原料与做法]　灵芝 30 克、粳米 60 克。将灵芝洗净，切块，装入纱布袋中扎紧，然后放入砂锅中加适量水，与粳米同煮粥食用。

[功能主治]　增强免疫力，镇静安神，预防肿瘤等。

48 常食哪些汤品有益于防治肿瘤？

黑木耳六味汤

[原料与做法]　黑木耳 10 克，当归、白芍、黄芪、甘草、陈皮、桂圆肉各 5 克。把全部材料分别用清水洗净，备用。先将黑木耳放入锅内，加水煮沸后，将另外六味食材一起入锅，加水适量煎成汤。

[功能主治]　补气血，活血止血，润燥利肠。适用于辅助治疗女性阴道出血、阴道癌及子宫癌。

昆布海藻煲黄豆

［原料与做法］ 昆布 30 克、海藻 30 克、黄豆 200 克、食盐适量。将昆布浸洗切段，黄豆用水浸泡片刻，海藻浸洗干净，将所有食材放入砂锅内文火煲 1 小时后，加盐适量即可。喝汤吃豆，每日或隔日食 1 次。

［功能主治］ 清热消痰，软坚散结。适用于防治癌症，预防大肠癌作用明显。

黄芪当归补血汤

［原料与做法］ 黄芪 30 克、花生 15 克、当归 10 克、大枣 5 枚。将上述食材洗净，在水中浸泡 10 分钟。中火煮开后转小火煮 10 分钟左右，加入适量红糖，继续煮 5 分钟左右即可，每周 2~3 次。

［功能主治］ 益气补血，利水退肿。适用于免疫力低、气血不足的肿瘤患者。气血不足之人坚持服用有预防肿瘤的作用。

猴头白花蛇舌草汤

［原料与做法］ 猴头菇 60 克、白花蛇舌草 30 克、藤梨根 30 克。将猴头菇温水浸泡后切片，加入白花蛇舌草及藤梨根，加水煎汤服。

［功能主治］ 行气消食，健脾开胃，清热利湿。适用于胃癌、食管癌、贲门癌、肝癌等肿瘤患者。

第三章
常见肿瘤的饮食注意事项

01 颅脑肿瘤——忌过多高盐分饮食

颅脑肿瘤患者会出现头晕、头痛、呕吐、视物不清等症状，饮食上宜吃优质蛋白类食物，如鱼、虾、牛奶、各种蛋类、豆制品、禽类、瘦肉等。多吃绿色蔬菜和水果，增加维生素和矿物质的补充。多吃菌菇类食物，如木耳、香菇、银耳等增强免疫功能。对于放疗期间的患者，除一般饮食外，可多食补肾养脑、安神益智之品，如酸枣仁、桑椹、罗汉果、黑芝麻、杭白菊等。晚期脑瘤患者颅内压可明显升高，要禁止吃过多高盐分的食物，这是因为高盐饮食会导致体内水钠潴留，引起脑水肿增加颅内压，不利于患者的治疗。

避免食用腌制品、发霉食物、烧烤、烟熏类食品等。忌咖啡、可可等兴奋性饮料。

02 鼻咽癌——忌吞咽困难、不易消化饮食

放疗是鼻咽癌的主要治疗手段，患者在放疗期间，因放射线损伤了唾液腺及黏膜，患者往往会出现口鼻干燥，咽干食少，舌红少苔，味觉嗅觉减弱，食欲低下，吞咽困难等津液耗损、阴虚火旺的现象。这时饮食上应适当增加调料刺激食欲，增加营养素的摄入是保证治疗的根本措施，鼓励患者多饮水，喝淡饮料、果汁、牛奶等。主食应以半流质或软烂食物为好，宜选择粥、面条、水蒸蛋、米糊、馄饨等易消化的食物；副食方面要多吃新鲜蔬菜、水果，尤其要多吃胡萝卜、马蹄、白萝卜、番茄、莲藕、梨、百合、银耳等。饮食不足时可以补充高能量、高蛋白全营养肠内制剂。出现头晕目眩、耳聋口苦、急躁易怒等肝火上炎症状

时，宜选清肝泻火的食材以减轻症状，如菊花茶、西洋参绿茶、决明子茶、苦丁茶等。平时可以口含山楂、乌梅、罗汉果、橄榄、无花果等可起到消炎杀菌、清咽生津的功效。

忌烟酒、辛辣刺激性食物，烹调方法采用蒸、煮、炖、炒、拌、烩等，避免油炸、爆炒、油浸、烟熏、烧烤，放疗期间应注意口腔卫生，饭后可用温盐水漱口，保持口腔清洁，防止感染。

03 口腔癌——忌坚硬粗糙、难以吞咽饮食

口腔癌患者宜选择稀软的食物，如各种粥类、面条、馄饨等半流质或流质饮食。多吃新鲜蔬菜和水果，如吞咽困难可选择榨汁后饮用。增强体质宜吃银耳、黑木耳、香菇、猴头菇、海参、薏苡仁等。

忌吃坚硬、粗糙的食物，坚硬或粗糙的食物易刺破肿瘤引起出血，饭后可用温盐水漱口，保持口腔卫生，防止感染造成出血；忌吃辣椒、蒜、姜、桂皮、芥末等辛辣刺激性食物；忌抽烟、饮酒；忌肥腻、油煎、霉变、烟熏、火烤、腌制食物。

04 甲状腺癌——行碘–131治疗时忌碘饮食

甲状腺癌患者需要行碘–131治疗的，需要忌碘饮食，因为碘广泛存在于各种食物当中，要严格做到"无碘饮食"基本上是不可能的，所以所谓的忌碘是尽量减少碘的摄入，如严格吃无碘盐、避免在外就餐、不吃腌制品和加工食品、不吃海产品、不吃各类蛋黄、不吃含有碘的保健食品、不吃鸡精等。对于甲状腺癌术后不需要行碘–131治疗的患者，不用像忌碘人群那样严格控制碘的摄入，低碘饮食即可。对于海藻类食物

还是尽量少吃，其他食物可以选择适量食用。

注意忌烟、酒及辛辣刺激性食物。

05 肺癌——忌高糖及油腻饮食

肺癌患者因常伴有咳嗽气急、痰少而黏，痰中带血丝、口干咽燥等症状，可选用杏仁、海蜇、荸荠、百合、莲藕、莲子、雪梨、白木耳等止咳化痰、养阴润肺的食材。此外应予以营养丰富的食物如牛奶、豆浆、鸭肉、瘦肉、动物肝脏、新鲜蔬菜、水果等以补充患者每日的消耗。

肺癌患者应禁忌滋腻助湿生痰的食材，如高糖、高淀粉食品以及油炸煎烤类食品，忌伤阴动血的烟、酒、辛辣等刺激性食物。

06 乳腺癌——忌高雌激素饮食

乳腺癌患者术后

强调均衡营养，注重扶正补虚。食疗的目的是保证乳腺癌患者有足够的营养补充，提高机体的抗病能力，促进患者的康复。遵循扶正补虚的总原则，对乳腺癌患者的食疗应做到营养化、多样化、均衡化。平衡膳食包括粗细粮搭配，富含热量和优质蛋白，高纤维素、矿物质及维生素 A、C、E、K、叶酸等易于消化吸收的食物如鱼、虾、蛋、奶、大豆、瘦肉等。烹饪宜低脂肪、低糖膳食，减少脂肪和精制糖的摄入量。

避免食用含有雌激素的食物，包括蜂王浆、雪蛤等。对于手术后气虚血亏的患者，可给予益气养血、理气散结之品，以利于康复，如山药粉、菠菜、丝瓜、海带、山楂、陈皮、玫瑰花等。

·乳腺癌患者放疗期间

（1）适当进食一些新鲜水果。如草莓、西瓜、猕猴桃、橙子、蓝莓、桑椹、水蜜桃、蟠桃、红心火龙果等含有丰富的维生素 C、花青素等营养元素，具有一定的抗氧化、预防肿瘤作用。

（2）多吃富含抗肿瘤成分的食物。研究表明以下几类食物对乳腺癌患者有一定的防治作用，如卷心菜、大白菜、甘蓝、大蒜、洋葱、豆腐、豆浆、黄豆芽、大豆、芦笋、海带、紫菜、西红柿等食物中均含有丰富的抗肿瘤成分，经常食用对于乳腺癌患者有一定的益处。

（3）营养要充足。放疗期间乳腺癌患者身体一般比较虚弱，要适当增加能量、蛋白质的摄入，少吃高脂肪、高胆固醇类的食物，尤其要保证优质蛋白的摄入，可选择瘦肉、禽肉、鱼虾类、蛋类、大豆及其制品等；忌食油炸类食物，少吃腌制类食品，避免食用刺激性强的调味品。

（4）合理安排饮食与放疗的时间。放疗常可以引起恶心、呕吐等消化道反应，因此放疗时要合理安排饮食，放疗当天饮食应清淡可口，易消化吸收，可以用一些开胃的食材刺激患者食欲如山楂、西红柿、柠檬、百香果等。

·乳腺癌患者化疗期间

当天，饮食应清淡可口，如各种粥、果汁、蛋白粉、面包、小馄饨等易消化吸收的食物，烹饪方式选择蒸、煮、炖、清炒为宜，静脉化疗前 2 小时减少进食量，干稀食物分开进食，以减少化疗期间消化道不良反应如恶心、呕吐等不适症状。若化疗时恶心、呕吐感强烈，可将生姜片含在嘴里，对于止吐有一定帮助。若化疗对骨髓抑制严重，可在医师和营养师指导下补充铁剂、维生素 C 和叶酸片等。

07 肝癌——忌油腻、高脂肪饮食

肝癌患者机体能量消耗较大，必须保证有足够的营养摄入，否则机
体瘦组织群减少过多，对患者预后不利。衡量患者营养状况好坏，最直
接、简单的方法就是能否维持体重，而维持体重最好的方式是平衡膳食，
保证足够的能量和营养素的摄入。肝癌患者多有食欲减退、恶心、腹胀
等消化不良的症状，故应进食低脂、易消化吸收的食物，减少膳食中脂
肪的含量，可减轻上述不适症状，宜多摄入新鲜的蔬菜、水果以及富含
支链氨基酸的优质蛋白如鱼虾类、奶类、豆类、去皮的鸭肉等。还可选
择具有软坚散结作用的食物，如赤豆、薏苡仁、大枣、裙带菜、海参、
海鳗、海龟、泥鳅等；具有护肝作用的食物，如牡蛎、桑椹、香菇、蘑
菇、枸杞等。

忌烟、酒、暴饮暴食、油腻食物；忌盐腌、烟熏、火烤和油炸的食
物，特别是烤煳焦化的食物；忌霉变食物，如霉变的花生、黄豆、玉米
等；忌多骨刺、粗糙、坚硬、黏滞不易消化及含粗纤维过多的食物。

08 胆囊癌、胆管癌——忌油腻、不易消化及高脂肪饮食

胆囊癌、胆管癌患者宜低脂肪、易消化、少刺激性的饮食，可选择
含优质蛋白、低脂肪、富含维生素、矿物质的食物，如脱脂奶类、鱼、
虾、蛋清、瘦肉、藕粉、新鲜果蔬等。还可配合具有疏肝理气、软坚散
结作用的食物，如山楂、陈皮、莲藕、萝卜、金橘、薏苡仁、赤小豆、
海带、海参、紫菜、泥鳅等。

胆囊癌患者应避免暴饮暴食、酗酒等不良饮食习惯，忌食肥肉、脑髓、鱼籽等油腻、不易消化且高脂肪的食材，以及辛辣刺激性食物。

⑨ 胰腺癌——忌暴饮暴食、高脂肪饮食

胰腺癌手术后以碳水化合物为主食，低脂肪、适量蛋白质方式饮食。选择易消化吸收的优质蛋白，如瘦肉、蛋、奶和鱼虾类，采用合理的烹调方法，以煮、炖、熬、蒸、熘、汆等方法，不要用油煎、炸、烤、爆炒等方法，防止因食物油脂过多而使胰腺过度分泌胰液。患者术后饮食常用补益气血、健脾和胃之品，如小米、赤小豆、山药、枸杞、大枣、淡菜、无花果、菱角粉等。

胰腺癌手术后忌暴饮暴食、酗酒和高脂肪的饮食。要限制肥肉、鱼籽、脑髓等高脂肪、不易消化吸收的食物，忌食辛辣刺激性食物，忌烟、酒。

⑩ 肠癌——忌油腻、高脂肪及辛辣刺激性饮食

肠癌患者往往有大便习惯和性状改变的症状，患者多有反复发作、迁延不愈的腹泻或腹泻与便秘交替出现，消化能力弱，故应予以易消化吸收的食物。晚期患者常大量便血，故应避免粗糙坚硬的大块食材、辛辣刺激性的食物以及含粗纤维过多的食物。若经常腹泻者，宜清淡忌油腻饮食，多补充水分和汤液，主食可选择粥、米粉、面条等易于吸收消化的半流质食物；若大便泻下脓血者，可多食无花果、黑木耳、白扁豆、荠菜、苹果等；若大便不通者，则应给予富含纤维素的食物，如红薯、菠菜、香蕉、梨、萝卜、包心菜、西兰花等。

肠癌患者忌食辣椒、胡椒、烟酒、高脂肪和熏烤类食物。

⑪ 肾癌——忌暴饮暴食及辛辣刺激性饮食

肾癌患者术前应选择容易消化吸收、富含营养的新鲜食品，以维持人体的能量和营养供给，增强机体的免疫力，为手术治疗创造条件。肾癌手术后，因损伤正气，肾气大伤，伤气耗血，宜选用补气养血的食物。食用富含优质蛋白的食物，如牛奶、酸奶、蛋羹、虾类、鱼类等，也可用枸杞炒肉食用。肾癌放疗期间，肾阴亏损，宜选择滋肾养阴、补血生津之品，可用新鲜水果蔬菜，如菠菜、黄瓜、苹果、山梨、龙眼肉、核桃仁、枸杞、银耳等。肾癌患者化疗时患者因气血两伤，加之药物不良反应，而阴液耗伤、气伤血耗，更应进食滋阴补气食物，如鱼羹、蛋羹、龟肉汤、甲鱼汤、香菇羹、银耳羹等。如有恶心、呕吐者，可用生姜汤止吐。总体上注意饮食不宜过多过饱。

⑫ 膀胱癌——忌生乳含量高饮品、过量咖啡及辛辣刺激性饮食

膀胱癌是泌尿系统最常见的恶性肿瘤，发病率居泌尿系统恶性肿瘤的首位。饮食也是治疗膀胱癌的重要一环，膀胱癌患者宜多选用富含维生素和矿物质的新鲜蔬菜和水果，注意补充优质蛋白如蛋类、水产品、畜禽肉等，均衡膳食，增强营养，提高免疫力。此外，还要多饮水，有利于尿液的排出，防止尿液在膀胱内滞留过久。

忌烟、酒，禁食烟熏、腌制、煎炸、发霉、辛辣刺激性食物。同时不能长期饮用生乳含量较高的饮品、过量地饮用咖啡、人造甜味剂等食物。

⑬ 子宫肿瘤——忌高雌激素饮食

　　子宫肿瘤患者常会出现不规则阴道流血、贫血症状，饮食上应避免吃伤络动血的食物如胡椒、辣椒、羊肉、狗肉、白酒等；禁食生冷刺激性食物如冷饮、冰糕、柿子等。如出现血红蛋白下降时，可多食优质动物蛋白食材如鱼、虾、蛋、奶、瘦肉等，优质植物蛋白食材如大豆和豆制品等，补血也可用红豆、红枣、红皮花生、枸杞等，多吃动物血制品或肝脏补血效果更佳。

　　如子宫内膜癌患者应忌口含激素过多的食品如蜂王浆、雪蛤、动物胎盘及羊胎素等保健食品。

⑭ 卵巢癌——忌高雌激素饮食

　　卵巢癌患者饮食要遵循膳食平衡原则，尽量不偏食不偏饮。准备手术的患者，如果术前营养状况好，不用特别更改饮食模式；如果术前营养不良、贫血、消瘦，则术前要营养干预，在医师和营养师的帮助下，通过营养筛查和评估，定制个性化的营养治疗方案，纠正营养不良。术前良好的营养状况可以防止术后低蛋白血症、促进伤口愈合、防止感染。术后要根据胃肠道恢复情况，遵医嘱从流质饮食过渡到正常饮食；新辅助化疗的患者也要根据营养筛查结果，结合生化、常规指标，化疗前调整营养状况，保证主食的情况下增加优质蛋白摄入，多选择如胡萝卜、香菇、冬菇、木耳、豆类、芦笋、甲鱼、海带、紫菜、牡蛎等增强免疫力、软坚散结的食材。

　　避免摄入含雌激素过多的食物如蜂王浆、雪蛤、动物胎盘等；不食用烟熏、霉变、含有亚硝酸盐的食物；少吃油炸、辛辣、腌制的食物；不吸烟、不酗酒、不暴饮暴食。

15 白血病——忌油腻、坚硬和生冷饮食

·补充优质蛋白食物

因白血病是恶性消耗性疾病，所以患者宜食用鱼肉、蛋、瘦肉、豆类等优质蛋白以补充身体对蛋白质的需要。

·多进食富含维生素的食物

许多临床资料表明，70%~90%恶性肿瘤患者体内有不同程度的维生素缺乏症。此外，国外医学研究证明多吃富含维生素C的蔬菜与水果，能阻止肿瘤细胞增殖扩散。丰富的维生素C不仅能促进体内铁质的吸收，改善机体贫血，阻断体内致癌物质亚硝胺的形成，还能增强机体的免疫功能和抗炎作用，从而起到预防肿瘤的作用。

·适当补充铁

白血病患者常见的主要症状之一是贫血，可多选用一些富含铁的食物，如动物肝脏、动物血制品、黑豆、黑枣、黑木耳、黑芝麻、黑米等。

·少食多餐

白血病患者，尤其在化疗过程中，消化系统往往会出现诸多不良反应如恶心、呕吐、腹胀、腹泻等症状，此时可采取少食多餐的进食方法，或在三餐之外，增加一些体积小、热量高、营养丰富的食物，如酸奶、

蛋类、新鲜蔬果汁等。

　　尽量避免食用油炸、坚硬或隔夜生冷的食物，注意食物卫生安全。

⑯ 淋巴瘤——忌难消化及辛辣刺激性饮食

　　淋巴瘤患者多采用大剂量联合方案治疗，药物反应较大，除一般患者常用食物之外，多服用益气养血、补骨生髓之品。多选用增加免疫功能的食物，如香菇、蘑菇、海参、猕猴桃、大枣、莲子、黑木耳、银耳等。选择具有抗肿瘤作用的食物，如黄花菜、胡萝卜、薏苡仁、慈菇、白萝卜等，这些食物能提高巨噬细胞吞噬肿瘤细胞的活力，对抗肿瘤有一定效果。

　　避免进食不易消化及辛辣刺激性的食物，如油煎、烧烤、腌制类食品以及芥末、胡椒、辣椒等。

⑰ 胃癌——忌生冷、坚硬及辛辣刺激性饮食

　　胃癌患者术后一般禁食、禁饮，待肠蠕动恢复肛门排气、拔出胃管后，医生会根据患者情况，给予少量温水或米汤，如无不适，第二天给予半量流食，如米汤、菜汤、稀藕粉，每次 50~80 毫升；第三天进全量流食，每次 100~150 毫升，也可以适当用低脂营养粉和短肽营养粉以弥补热量和蛋白质不足，并需要部分肠外营养配合；若无不适，第四天改少渣半流质饮食，如小馄饨、蛋花细面、鱼丸面、米粥、水蒸蛋等，不要吃容易产气的牛奶、豆浆、干豆、土豆等，以及含粗纤维多的芹菜、莲藕、笋、豆芽、洋葱等，忌生、冷、硬、刺激性食物，并及时观察患者胃肠道耐受情况，根据病情及时调整肠内营养方案。

胃大部分切除或者全胃切除术后，患者因胃容积减少，进食后会有一些并发症，如倾倒综合征、低血糖等。倾倒综合征主要表现为进食后腹胀、腹痛、呕吐、出汗等，常常发生在进食后 15~30 分钟，主要与胃容量缩小，幽门括约肌失控导致大量食物进入空肠有关。低血糖常发生在餐后 2 小时，表现为心悸、头晕、出冷汗，原因是糖类食物吸收过快，刺激胰岛素大量分泌，继发性血糖下降，可以通过调整饮食习惯大大减少以上两种并发症，具体措施如下。

·少食多餐

每天 6~7 餐，保证主食数量和质量，细嚼慢咽。

·干稀分食

干的食物和液体类食物分开吃，进餐时吃较干的食物，餐前 30 分钟或餐后 30 分钟喝汤或者营养液，减慢食物进入小肠的速度，防止倾倒综合征发生。

·注意进餐时体位

进餐时采用平卧位，餐后侧卧位 20~30 分钟可以减轻不适症状。

·低糖饮食

术后早期禁用精致糖或甜饮料、甜点心、蛋糕等，适当选择可溶性膳食纤维多的小米粥、魔芋粉，延缓糖的吸收，避免低血糖发生。

·选择易消化、高蛋白食物

食材尽量选择细米面、避免煎炸、熏烤食物，避免纤维高的食材。

蔬菜选择冬瓜、茄子、丝瓜、番茄、黄瓜等，以及鱼、虾、蛋、去皮禽类、瘦肉丝等优质蛋白含量丰富的食物。

⑱ 食道癌——忌吞咽困难饮食及暴饮暴食

各种原因引起的食道堵塞在医学上称为食管梗阻，这是食管癌最为常见的症状之一。食管癌可引起明显吞咽困难，使得食管癌患者通常都存在营养不良的情况。应当积极创造条件在术前改善患者的营养，对术后恢复有很重要的意义。因此术前应当根据食管梗阻程度选择相应的术前营养支持方案。

·对于轻度食管梗阻仍能进食者

应选择易通过狭窄部位的少渣食物，以高热量、高蛋白、高脂肪、高维生素、少纤维食物为主，采用全流食或半流食，半流食最好采取蒸、煮、炖等方式，食物要软烂，如少肌纤维的鱼肉、肉粥、牛奶、蛋糕、小馄饨、蛋羹、鸡蛋、鲜果汁等，每次进食量根据吞咽的顺畅程度而定，少量多餐。忌大块食物以及冰冷等刺激性食物，避免刺激狭窄部位引起食管痉挛、梗阻，发生恶心、呕吐。吞咽障碍往往导致患者进食量不足，因受限制于家常饮食的能量密度较低，总热量的摄入通常不够。因此经口饮食主要目的是为了改善患者的食欲和口感，应当增加肠内营养剂以补充足够热量，可根据患者胃肠消化能力、是否糖尿病、口感喜好等来选择不同类型的营养剂。

·对于梗阻严重难以进食者

由于患者的胃肠道消化吸收功能是正常的，可考虑放置鼻胃管或鼻空肠管，经管道给予营养制剂或匀浆膳。有研究显示，对食管癌患者进行术前肠内营养支持，有利于保护肠道黏膜及其功能，调节肠道菌群，更有利于术后的营养吸收和利用，使内脏蛋白消耗得到一定的恢复。建议以要素型肠内营养剂为主，由经管医生及营养师根据临床生化检测结果调整用量和配方。

对于采用匀浆膳者

最好能有专业营养师根据患者具体情况制定匀浆膳的食谱，制熟后匀浆并过滤后从鼻饲管给予。每日 4~5 餐，餐间可适量注入温开水、果汁等，适当补充微量元素、维生素。梗阻严重时，进食量往往不能提供足够的热量，需要经静脉补充，静脉营养又称为肠外营养，由多种营养剂混合合成，包括葡萄糖、脂肪乳、氨基酸液体、脂溶性维生素、水溶性维生素、电解质等，可完全满足患者营养需要。总之，吞咽困难的患者术前营养不足发生概率高，在肿瘤治疗之前或同步行充分及个体化的营养支持，使其有足够的营养储备，能够增加机体的抵抗力和对手术、放化疗的耐受力，减少术后并发症，加快术后康复，因此，建议在术前 1~2 周就开始加强营养。

⑲ 咽喉、头颈部肿瘤——忌过酸过甜、难以吞咽和不易消化饮食

手术是咽喉、头颈部肿瘤的主要治疗手段，术后由于咽喉部或头颈部存在伤口，宜选择流食，主要采用管饲或经口给予流食。鼻饲管在术中插入，其终端在胃，食物可以不直接接触咽喉部，更有利于术后伤口愈合。管饲流食可以采用肠内全营养素或商品化的匀浆膳。

·肠内全营养素

肠内全营养素是由化学构成明确的各种营养素构成，包括目前已知的所有营养素，如碳水化合物、蛋白质、脂肪、多种维生素及矿物质元素等。肠内全营养素可提供人体所需的几乎所有营养素，并且具有能量密度高（通常 1 千卡 / 毫升）的优点，是肿瘤术后患者营养价值高、方便、经济的选择。肠内全营养素可分为整蛋白型全营养素和短肽型全营养素，其中短肽型全营养素为初步降解的短肽，由于蛋白经过部分预消化，更有利于胃肠功能差的患者对营养素的吸收。

·匀浆膳

由家庭或医院制作的匀浆膳进行管饲也是一种选择，主要是将肉、蛋、米、蔬菜、水果煮熟后再用搅拌机打碎、过滤，通过管饲或口服给患者使用。但是匀浆膳的营养素配比受具体食物品种的影响，往往不如全营养素的营养配比全面，同时在煮熟及匀浆过程中可能有一些营养素容易丢失；并且食物中的粗纤维、豆类食物等可能引起患者腹胀、产气等，影响食物的消化吸收。此外，匀浆膳的储存、供给渠道也不如营养素来得方便，不利于居家营养支持治疗。

咽喉、头颈部肿瘤患者术后管饲时，应当注意全营养素的进食温度，一般 37℃左右为宜。同时注意进食速度，可采用肠内营养喂养泵控制速度进行滴注，也可以用注射器间断推注，推注时尽量慢。相比注射器推注来说，使用喂养泵滴注胃肠反应小，不易引起腹胀。滴注或推注时将床头摇起 30° 左右，禁平躺。

患者可逐步经口进食，刚开始可先选择米汤、蛋花汤、肉汤等，牛奶、豆浆等易引起胀气食物暂时不给予。汤类含营养素很少，不能作为主要食物来源。逐步过渡到全营养素或匀浆膳口服。采用吸管摄入流食，能够避免刺激伤口，减少疼痛，再逐渐过渡到半流质饮食，可选择菜泥、肉泥、碎面条、蛋花粥、蛋羹、豆腐脑等，避免过酸过甜食物刺激，应少量多餐进食，一天分4~6次进餐为宜。宜选择高蛋白、高铁、高维生素、适量脂肪，易于吞咽、消化的平衡膳食。若术后需进行放疗的患者应注意额外补充维生素，因为术后放疗后易出现口腔溃疡，维生素制剂或稀释后的果汁都可以补充一定的维生素，有利于口腔溃疡的愈合。

肝胆胰肿瘤合并糖尿病——忌高糖、高热量饮食

　　肝胆胰肿瘤合并糖尿病患者，手术后医生要求喝稀饭这样的流食，但容易造成血糖升高，患者应监测血糖水平，使用胰岛素或者降糖药物控制血糖。食物摄入时间尽量固定，定时定量，间隔时间均匀，防止血糖波动较大。稀饭如果越稠，含糖量越高，容易引起血糖升高。一般医生会建议糖尿病半流质饮食。尽量不要进食短时间内使血糖快速升高的高糖、高热量食物，如奶茶、甜品、油炸食品等。宜选择升糖指数较低的食物。

第四章
常见肿瘤的药膳食谱

中医药膳具有保健养生、治病防病等功效，在应用时要遵循一定的原则。药物是用来祛病救疾的，见效快，重在治病；药膳多用于养身防病，见效慢，重在养与防。药膳与药物各有所长，各有不足，应根据患者病情选择合适的食疗法，不可滥用。药膳的应用原则如下。

因证用膳

中医讲究辨证施治，制作药膳时也应在辨证的基础上选料配伍，如血虚的患者多选用补血的食物，如大枣、花生等；阴虚的患者多使用枸杞、百合、麦冬等。只有因证用料，才能发挥药膳的保健作用。

因时而异

中医认为，人与日月相合，人体脏腑气血的运行和自然界的气候变化密切相关。"用寒远寒，用热远热"是指在采用性质寒凉的药物时，应避开寒冷的冬天；采用性质温热的药物时，应避开炎热的夏天。这一观点同样适用于药膳。

因人用膳

人的体质与年龄各有不同，使用药膳时也应有所差异。小儿体质娇嫩，选择原料不宜大寒大热；老人多肝肾不足，用药不宜温燥；孕妇恐动胎气，不宜用活血滑利之品。这都是在制作药膳时应注意的。

因地而异

在不同的地区，气候条件、生活习惯都会有一定差异，人体的生理活动和病理变化也有所不同。有的地区气候潮湿，饮食多温燥辛辣；有的地区气候寒冷，饮食多热而滋腻；广东一带气候炎热，饮食多清凉甘淡。在制作药膳时，也是同样的道理。

·适量有节制

饮食有节是中医重要的养生保健原则，药膳食疗同样应适量而有节制。短期内不宜进食过多，不可急于求成。应根据自身状况，经常少量服食，持之以恒，久之定能收效。下面针对不同病种列举一些食疗方供参考。

01 颅脑肿瘤药膳食谱

·白菊花决明粥

［原料与做法］ 白菊花 20 克、炒决明子 15 克、粳米 100 克、冰糖少许。先把决明子放入锅内炒至微有香气，取出即为炒决明子。待冷后和白菊花一起加清水同煎取汁，去渣，放入粳米煮粥。粥将成时，放入冰糖，煮至溶化即可。

［功能主治］ 清肝降火，润肠通便。适用于颅脑肿瘤头目胀痛、目涩、口干明显的患者。

·龙眼洋参饮

［原料与做法］ 龙眼肉 30 克、西洋参 10 克。龙眼肉、西洋参放入杯中，加凉开水少许，置沸水锅内蒸 40~50 分钟。每日早、晚口服。龙眼肉和西洋参亦可吃下。

［功能主治］ 养心安神，滋阴生血。适用于颅脑肿瘤出现头晕、乏力、长期失眠的患者。

·参须黄芪仔排汤

[原料与做法] 人参须 6 克、黄芪 15 克、山药 28 克、枸杞 20 克、党参 28 克、仔排 200 克。人参须、黄芪等中药用布袋盛好，扎口后和仔排一起放入锅中，加水 5 大碗。先大火后小火，炖煮 3~4 小时。捞出布袋后即可食用，饮汤食肉，每次 1 小碗，每天 1 次。多余的放冰箱保存，用时取出煮沸后食用。

[功能主治] 补血益气，化瘀安神。适用于颅脑肿瘤术后需要补气养血、失眠的患者。

02 鼻咽癌药膳食谱

·灵芝冰糖蒸藕片

[原料与做法] 灵芝 10 克、鲜莲藕 200 克、冰糖 10 克。将灵芝研成粉，莲藕刨皮，洗净切成片。将莲藕片放在盘中，灵芝粉撒于藕上，并放上冰糖，放蒸笼蒸 30 分钟即可食用。

[功能主治] 清肺润燥，补气安神。适用于鼻咽癌放化疗后出现口干、失眠的患者。

·洋参石斛老鸭煲

[原料与做法] 西洋参 2 克、鲜石斛 3 克、红枣 3 颗、老鸭 150 克。老鸭洗净切成大小均匀的块，热水下锅汆水捞起沥干水分，然后放入砂锅加水 400 毫升、料酒适量炖煮 30 分钟后放入西洋参和鲜石斛，再炖煮 30 分钟后加盐适量调味。

［功能主治］　滋阴补气，养阴生津，补虚损。适用于鼻咽癌放化疗后乏力、口干明显的患者。

·二花绿豆茶

［原料与做法］　金银花 30 克、白菊花 10 克、绿豆 50 克。将金银花、白菊花洗净加水浸泡片刻，煎煮 15 分钟，过滤去渣，取汁，备用。再将绿豆煨煮 1 小时，待绿豆熟烂、汤汁呈绿豆糊状时调入金银花、菊花煎汁，拌匀，再煮沸即成。当茶，频频饮用，可冲泡 3~5 次，当日吃完。

［功能主治］　清热解毒，生津润燥。适用于热毒内炽型癌症，对鼻咽癌放疗后口腔内黏膜充血水肿、分泌物增加且排出困难者尤为适宜。

03 肺癌药膳食谱

·冬瓜皮蚕豆汤

［原料与做法］　冬瓜皮 60 克、冬瓜子 60 克、蚕豆 60 克。将上述食物放入锅内加水 3 碗煎至 1 碗，再加入适量盐调味即可，去渣饮用。

［功能主治］　除湿，利水，消肿。适用于晚期肺癌伴胸腔积液的患者。

·金银花鱼腥草猪肺汤

［原料与做法］　鲜鱼腥草 50 克、金银花 25 克、杏仁 10 克、猪肺 200 克。将鱼腥草、金银花、杏仁放入布袋内扎紧口，猪肺切片，挤去泡沫洗净，把食材一起放入炖锅中，加水适量，小火炖至熟，去药袋，加盐调味即可，吃肉喝汤。

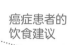
［功能主治］ 清热解毒，润肺止渴。适用于咳嗽、咳黄痰或胸闷气急的肺癌患者。

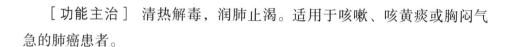

・三丝烩芦笋

［原料与做法］ 鲜芦笋 500 克、鲜香菇 5 个、胡萝卜半根、芹菜 1 根。将芦笋、香菇、胡萝卜、芹菜洗净后切丝备用，将上述食材放入锅内，倒入橄榄油 3 勺，大火急炒，加入适量盐调味均匀后起锅即可。

［功能主治］ 清热解毒，益气散结，养阴生津。适用于伴胸部疼痛、干咳或食欲不佳的肺癌患者。

04 食管癌药膳食谱

・大蒜鲫鱼汤

［原料与做法］ 大蒜 30 克、鲫鱼 300 克、绍酒 8 克、姜 4 克、盐 3 克。将鲫鱼宰杀后，去鳞、鳃、肠杂；大蒜去皮、切片，姜切片。将鲫鱼、大蒜、姜、绍酒同放炖锅内，加清水适量，置武火上煮沸，再用文火煮 30 分钟，加入盐调味即成。吃肉喝汤，可佐餐，也可单食。

［功能主治］ 化瘀血，消癌肿。适用于因肿瘤压迫导致进行性吞咽困难的食管癌患者。

・姜汁牛奶饮

［原料与做法］ 鲜姜汁 5 毫升、鲜牛奶 250 毫升、冰糖适量。将姜汁、牛奶、冰糖一同放入锅内煮沸，即可饮用，早晚分服。

［功能主治］ 散寒和胃，降逆止呕。适用于因放化疗引起恶心、呕

吐的食管癌患者。

·诃子菱角饮·

［原料与做法］　诃子（藏青果）15 克、菱角 15 克、薏苡仁 30 克、冰糖 10 克。将诃子、菱角洗净，一切两半；薏苡仁淘洗干净，去泥沙。将菱角、诃子、薏苡仁放入锅内，加清水适量，置武火上煮沸，再用文火煮 35 分钟，加入冰糖即成。每日 3 次，每次饮 100 毫升。

［功能主治］　祛湿利水，消痞散结。适用于食管癌吐黏液样痰的患者。

05 乳腺癌药膳食谱

·丝瓜木耳蛋羹·

［原料与做法］　丝瓜 250 克、水发黑木耳 30 克、鸡蛋 1 枚。先将丝瓜去皮切成块，黑木耳洗净，鸡蛋搅匀。用油盐先将丝瓜、黑木耳煸炒，加水 500 毫升，煮开后加入鸡蛋。

［功能主治］　凉血解毒，通经活络。适用于胸部刺痛感固定不移，夜间疼痛明显的乳腺癌患者。

·玫瑰茉莉花茶·

［原料与做法］　玫瑰花 10 克、茉莉花 2 克。将玫瑰花和茉莉花放入杯中，沸水冲泡代茶频饮。

［功能主治］　疏肝理气，活血散瘀。适用于性情急躁、易怒，胸部疼痛常随情志变化而改变的乳腺癌患者。对乳腺癌胸肋胀痛者尤为适合，

可以此为茶，连服 4~6 周。

· 文蛤豆腐汤

[原料与做法] 鲜文蛤 250 克、豆腐 1 块。用开水烫开文蛤剥肉，在油锅内略炒一炒，加水 800 毫升，加黄酒、葱、姜、盐适量，煮开后，放入豆腐，再次煮开即可食用。

[功能主治] 滋阴润燥，化痰软坚，消肿散结。适用于胸部疼痛伴口干的乳腺癌患者。

06 胃癌药膳食谱

· 黄芪老鸽煲

[原料与做法] 黄芪 5 克、陈皮 2 克、红枣 3 颗、生姜 3 片、老鸽 150 克。将老鸽洗净切块，滚水下锅后立即捞起，放黄酒适量，加入黄芪、陈皮、生姜，加水 400 毫升，用高压锅烹煮熟烂后放入红枣、加适量盐调味。

[功能主治] 健脾和胃，益气养血。适用于放化疗后纳差、乏力的胃癌患者。

· 排骨党参汤

[原料与做法] 黄芪 10 克、党参 20 克、玉竹 15 克、茯神 10 克、淮山药 15 克、龙眼肉 15 克、排骨 300 克。将黄芪等药物常法煮后取药液加入排骨，再加入适量清水，先大火后小火煮炖 3~4 小时。可分 5 碗，

每次 1 小碗，每日 2 次，吃肉喝汤。

　　[功能主治]　补气养血，健脾和胃。适用于胃癌术后导致气血两虚的患者，主要表现为体倦乏力、心悸、失眠等症。

·山药枸杞炖牛肉

　　[原料与做法]　山药 15 克、枸杞 15 克、牛肉 100 克，姜丝、葱花、蒜泥各适量，油、盐、酱油各少许。将山药洗净切片，枸杞洗净拣去杂质，牛肉洗净切成小块，然后将其一并放入锅中，加水适量，放入姜丝、油、盐、酱油少许，煮沸后转慢火炖至肉熟，调以葱花、蒜泥拌匀，即可食用。佐餐食用，隔日 1 次，常食之。

　　[功能主治]　益气滋阴，健脾益肾，扶正抗癌。适用于因放化疗导致气阴两虚的胃癌患者，常表现为面色苍白、神疲乏力、头晕肢乏等症。

07 肝癌药膳食谱

·枸杞甲鱼

　　[原料与做法]　枸杞 30 克、甲鱼 150 克。将甲鱼蒸至熟烂，撒入枸杞和适量调味品即可食用。不宜多食，尤其是消化不良者。

　　[功能主治]　滋阴清热，凉血散结。适用于气阴不足的肝癌患者，临床常见形瘦乏力，口干，肝区疼痛等表现。

·茯苓鲑鱼

　　[原料与做法]　茯苓 15 克、鲑鱼 150 克、料酒适量。加水及调料同蒸至熟烂，吃鱼喝汤。

［功能主治］ 健脾利湿，益气补血。适用于胃纳不佳、形体消瘦的晚期肝癌患者。

· 翠衣番茄豆腐汤

［原料与做法］ 西瓜翠衣 30 克、番茄 50 克、豆腐 150 克。将西瓜翠衣、番茄和豆腐全部切成细丝做汤。

［功能主治］ 健脾消食，清热解毒，利尿，利湿。适用于肝癌伴发热、下肢水肿、食欲不佳的患者，虚寒体弱者不宜多服。

08 肠癌药膳食谱

· 薏米扁豆粥

［原料与做法］ 炒扁豆 100 克、炒薏苡仁 100 克、粳米 250 克。将炒扁豆、炒薏苡仁煮水，待熟烂后加入大米成粥，食用时加入少许冰糖即可。

［功能主治］ 补虚扶正，祛湿止泻。适用于大便稀溏、次数较多的肠癌患者。

· 桑椹猪肉汤

［原料与做法］ 桑椹 50 克、大枣 10 枚、猪瘦肉 100 克。桑椹加大枣、猪肉和盐适量一起熬汤至熟，每次 1 小碗，分次服用。

［功能主治］ 补中益气。适用于下腹坠胀、大便偏稀的肠癌患者。

·荷蒂汤

［原料与做法］ 鲜荷蒂 5 个（如无鲜荷蒂可用干者替代）、冰糖少许。先将荷蒂洗净，剪碎，加适量水，煎煮 1 小时后取汤，调入冰糖后即成，每日 3 次。

［功能主治］ 清热，凉血，止血。适用于里急后重、身热腹痛、痢下赤色、肛门灼热的肠癌患者。

09 肾癌药膳食谱

·赤小豆冬瓜鲤鱼汤

［原料与做法］ 鲤鱼 250 克、冬瓜 250 克、赤小豆 20 克。取鲤鱼去鳞、鳃和内脏后煮浓汤，加入冬瓜和赤小豆一起煮熟后，分次食用。

［功能主治］ 活血化瘀，解毒散结，滋养肝肾。适用于伴有血尿、腰酸明显的肾癌患者。

·猪肾车前粥

［原料与做法］ 车前子 45 克、猪肾 1 只、粳米 100 克。将车前子装袋并缝合，加水煎取药液，与猪肾（去膜切碎）、大米一起煮粥食用。

［功能主治］ 解毒散结，滋养肝肾。适用于发热、小便不利、腰痛的肾癌患者。

· 枸杞海参瘦肉汤

［原料与做法］ 枸杞 15 克、海参 200 克、猪瘦肉 50 克。先将海参浸透，剖洗干净，然后与猪瘦肉均切成片状，加水适量共煮至烂熟，加适量盐调味食用，分次服完。

［功能主治］ 补肾益髓，滋补肝肾。适用于贫血、体重减轻或恶病质的肾癌患者。

⑩ 膀胱癌药膳食谱

· 甘蔗茅根鲫鱼汤

［原料与做法］ 去皮甘蔗 250 克、白茅根(鲜品)100 克、鲫鱼 1 条(约 250 克)、陈皮 6 克、生姜 4 片。将去皮甘蔗切细块，白茅根切小段，陈皮洗净待用。将鲫鱼去鳞、鳃和内脏，放入锅内用油、姜片煎至微金黄色，然后加入甘蔗、白茅根、陈皮及适量清水，武火煮沸后，文火煲 2~3 小时，加适量盐调味即可。

［功能主治］ 清热利水，凉血解毒。适用于小便短赤、尿痛、血尿的膀胱癌患者。

· 薏米荠菜猪肚汤

［原料与做法］ 薏苡仁 100 克、荠菜 60 克、猪肚 150 克、陈皮 6 克。将猪肚去净肥脂，切开，用盐、生粉拌擦，用水冲洗干净，放入锅内用开水煮 15 分钟，取出在冷水中冲洗，洗净后将薏苡仁、荠菜、陈皮、猪肚一同放入锅内，加清水适量，武火煮沸后，文火煲 3 小时。加适量盐

调味即可。

［功能主治］　利水消肿，散瘀缩尿。适用于因膀胱水肿导致的尿频、尿急、尿痛的膀胱癌患者。

·金银花车前草饮

［原料与做法］　金银花 60 克、车前草 50 克。先将金银花、车前草分别拣杂、洗净、晾干，切成碎小段，一同放入砂锅，加清水适量，浸泡片刻后煮沸 30 分钟，用洁净纱布过滤并去渣，收取滤汁回入砂锅，用小火浓缩至 200 毫升即成。

［功能主治］　清热解毒，通淋化湿。适用于因尿路感染，出现尿频、尿急、尿痛等症的膀胱癌患者。

⑪ 宫颈癌药膳食谱

·天冬益母草炖甲鱼

［原料与做法］　甲鱼 500 克、天冬 30 克、益母草 30 克。将甲鱼去内脏洗净，与天冬、益母草一起清炖至熟烂，吃甲鱼喝汤。

［功能主治］　滋阴养血，润肺清燥。适用于因长期不规则阴道流血导致贫血、乏力的宫颈癌患者。

·薏米冬瓜粥

［原料与做法］　薏苡仁 100 克、冬瓜 500 克。将冬瓜去皮、籽，放入粉碎机中粉碎，用纱布绞取汁液，薏苡仁放入锅内加水适量，倒入冬瓜汁，武火烧沸，文火煎熬 2 小时即成。

［功能主治］ 利水消肿，健脾祛湿。适用于带下增多，或带下稀薄如水样或米泔状，或有腥臭的宫颈癌患者。

· 芡实枸杞老鸭煲

［原料与做法］ 老鸭 250 克，芡实、莲子、白术、枸杞各 15 克。将老鸭去毛及肠脏，把芡实、莲子、白术、枸杞一起用纱布包，竹签缝合。加水炖烂，去纱布包及竹签，加盐调味，饮鸭汤，吃鸭肉。

［功能主治］ 健脾益肾，养血安神。适用于胃纳不佳、形体消瘦的宫颈癌患者。

⑫ 卵巢癌药膳食谱

· 参芪健脾汤

［原料与做法］ 黄芪 10 克、党参 18 克、山药 18 克、枸杞 15 克、当归 10 克、陈皮 5 克、桂圆肉 10 克、排骨 200 克。将黄芪、当归、陈皮等中药洗净后放入布袋中扎口，和排骨一起加水煮。先大火后小火，炖煮 2~3 小时。捞出布袋，加入盐等调味品即可。每次 1 小碗，每天 1 次，分次食用，吃肉喝汤。

［功能主治］ 补气益肺，健脾开胃。适用于抗肿瘤治疗后导致食欲下降、体倦乏力的卵巢癌患者。

· 益母草煲鸡蛋

［原料与做法］ 益母草 50 克、鸡蛋 2 枚。将益母草用清水反复洗净，并浸泡 15 分钟，之后与鸡蛋一起放进瓦煲内，加入清水 450~500 毫升(约

1 碗半至 2 碗水量），煮 20 分钟，捞起鸡蛋放入清水中片刻，取出去蛋壳后再放进瓦煲内，继续煮，如觉有甘、苦的中药气味，可加入适量的红糖，煎煮片刻即可，吃蛋饮汤。

　　［功能主治］　活血调经，利水消肿。适用于因术后导致感染或腹痛的卵巢癌患者。

·桂圆大枣红豆汤

　　［原料与做法］　干桂圆 30 克、大枣 50 克、红豆 150 克。将红豆用清水洗净，浸泡 2 小时备用。桂圆去壳留肉备用，泡好的红豆、大枣、加清水大火煮沸，加入桂圆肉，再次沸腾后转文火煲 60 分钟即可。

　　［功能主治］　补中益气，养血安神。适用于抗肿瘤治疗后导致身体虚弱、四肢乏力、头晕、失眠的卵巢癌患者。

第五章
抗癌暖心故事

01 不会再流眼泪

2020 年的春节刚过，回到工作的岗位，感觉节日的喜庆还未曾散去，身体上却出现了种种的不适：下腹总是隐隐作痛、胀痛，阴道也开始流血，刚开始没注意，以为是经期不规则，可随着流血的情况增多，我开始意识到需要抽时间到医院检查一下了。

不知道是因为环境陌生还是心理因素，总感觉医院的走廊如此昏暗，幸好医生人好，还跟我互相交换了联系方式，让我安心，有了结果会通知我的。

这几天，我一直在给自己心理暗示："既然医生愿意和我交换联系方式，就证明我的身体没什么问题，要不然医生那么忙，他们也会担心后续如果我真有什么问题，还总去打扰他们呀！"

然而，电话最终还是打来了，就在接听电话前一秒钟，我依然在暗示着自己：我很健康，不会有任何不好的消息，不会的……

"你可以周三下午在我门诊的时候，到医院来找我吗？"姚医生在电话的那端说着，她的语气和我之前见她的时候都不太一样。记得上次我在等候看病的时候，看到有很多患者直接都聚集在她的诊室里面，她也不介意，是一位比较豪爽的职业女性，说话语速很快，语气也非常笃定，而这次：她异常的温柔！

可是，为什么又要我再去医院呢？难道我身体出了问题？

"姚医生，请您直接告诉我检查的结果吧。"我鼓足勇气，既然要面对就早一些面对吧。当然，如果是好消息，那早些知道也更安心。

"嗯……"其实姚医生并没有发出这个声音，只是我觉得短暂的静谧之后，我似乎听见了她的犹豫，但她还是直接告诉我了。"对于你来说，这个结果可能不太好。检查报告显示你的腹部有肿瘤，不过你也不必太担心，也许肿瘤是良性的。但无论怎么样，你都需要尽快做进一步检查……"

随着姚医生温柔地叮嘱，我的泪水已经不由自主地流了下来，脑子渐渐一片空白，我甚至听不见姚医生还在说着什么，当然也记不住，我更加不知道自己该说什么，该做什么，我只想抱怨这个世界，为什么对我如此的残酷。

"喂？"姚医生感觉我的异常，"喂？"

"对不起，我想一个人静静，谢谢医生。"我说着这句影视剧作品的对白后，挂断了电话，在寒冷的傍晚，开始了奔跑，一边哭一边想：家里没有人得过癌症呀，不是都说这个是遗传的吗，应该没事的没事的，对，我自认为我做过很多好事，我一定会健康的，不是吗？

当初我立志成为一名教师，为了理想努力学习充实自己，读了大学后又考取了更高的学历，现在我毫无保留地为社会培养人才，每一年我都被评为"优秀教师"。

我一定会没事的！

不是这样的，不是这样的！我想起了当初遇到丈夫的那一天。他是一位受人爱戴的教授，尽管他比我大将近 10 岁，但是爱情可以跨越年龄的限制，大家都常常跟我开玩笑，说我们两口子这样恩爱，如果有一天丈夫先我而去，那我一个人会不会很痛苦？

可是现在，一切都那么的不确定。

我又想起了父母，他们一直以我为傲，从来都非常支持我所有的选择。并且从不会打骂我，只会引导我成为更好的人。

我不想死，我真的不想死，我不想死……这一刻，有一种深深的无助感浸染着我的身体。

一夜过后，第二天是工作日，我调整了状态，当然也是因为丈夫的支持与开导。我决定还是选择去上班，和平时一样，就像昨天的事情从来没有发生过，与同事积极沟通交流，对学生按部就班地进行着教学日程。

到了晚上我回到家才知道，原来丈夫没有去单位，他请假去了医院找到了姚医生。在姚医生的帮助下，约到了近期的检查，并且得到了姚医生的一些营养建议：手术前要加强营养，在保证每天有充足能量的基础上增加优质蛋白的摄入，如各种鱼、虾、瘦肉、蛋类、豆制品、鸡肉、鸭肉、鸽子等，同时每周要安排两次猪肝、猪血等含铁质高的食物以改善贫血，新鲜的蔬菜和水果也要合理安排以补充维生素和微量元素，做到品种多样化。"充足的营养有利于术后伤口愈合，防止感染"，姚主任说。

有些事情，该来总会来的。我一方面期待着早日检查，另一方面希望永远不要检查。而检查后对于检查结果的心情同样如此的矛盾：

卵巢癌！

恶性的。是的，正如我所说，该来的终究会来的。姚医生一次又一次不厌其烦地询问我关于身体的各种问题，还邀请了其他科室的大夫一同会诊，最终认为还是非常有治疗的价值与意义的，他们给出了治疗方案：

先术前化疗，然后通过手术切除，再术后进行后续的化疗。

他们都在安慰我，说这样的治疗方案有过很多成功的案例，告诉我如何捱过这样一段特殊的生命历程。

我是个乐观的人，我也真的开始期待我会康复，而且会很顺利地康复。很快，姚医生就开始着手安排我住院了，穿上了病号服并且又做了一些更加全面详细的检查。检查结果出来后，化疗提上了最先日程。化疗药物的不良反应加上还没有消退的腹腔积液，带来的恶心、呕吐等不适症状让我感觉到原来能够正常的健康活着，就是上天的恩赐。

同时，姚医生团队又给我新的营养调整方案：因为我恶心、呕吐频繁，无法正常吃东西，人又特别乏力，一个星期瘦了2.5千克。针对我的情况，医生对我实施了全肠外营养治疗，每天一大袋白色液体进入我的身体，据说这液体营养丰富，有氨基酸、葡萄糖、脂肪乳、维生素、矿物质、微量元素等，让胃肠道先休息，等情况好转再调整。输了几天营养液，人确实精神起来，恶心、呕吐也明显减少，脚踩下去也不飘了。真是神奇的营养！

女人天生就爱美，身体上的折磨我可以通过意志力去克服，去忍受，可我那垂肩的长发每天都在脱落，我不敢去照镜子，甚至不想见人，我也知道如果我自己都放弃了，那么就没有任何人可以帮助到我了。在医院的大部分时间里，与我相处最多的就是我的病床。我经常从窗户看向窗外：

看看白昼时的太阳、云朵，阴雨时的淅淅沥沥，黑夜时的月亮和星星。我从来没有感觉，原来多看看这些每天都被忽视的事物也是这样的美好，因为没有人知道，在哪一分哪一秒，也许我就再也看不到了。

除了这些，我每天的生活就是吃药、吃药、吃药，不过姚医生叮嘱过，像我们这种患者，千万不能想着因为难受就不吃东西。不仅要吃，而且要进行营养治疗。因为如果身体没有足够的营养，就没有能力去对抗疾病了。她建议：每天少量多餐，食物多样，变换烹调方法，不要盲目忌口，很多民间的忌口都是没有科学依据的，一定要听专业医生和营养师的建议，化疗期间饮食可以清淡，但是清淡不是吃素，需要合理搭配饮食，胃口实在不好时可以用点调味品，以吃得下为原则，保证体重不继续往下掉就是最基本的目标。

另外要有更多的睡眠。充分的休息也会帮助我抗击病魔。开始抗拒的我慢慢学会了接受。心态转变后，发现有些事情还是很阳光的，因为亲人、朋友、同事甚至学生来看我的时候，会跟我说很多话，这让我觉得，我还是有价值的，是重要的，应该积极治疗，重新健康地回到他们的面前。

不过慢慢地，我感到正常行走都变得困难，不仅仅是行走，就连端坐等看似非常容易的行为动作，我都需要很吃力才能做到。

姚医生说，这是因为人的身体容量是有限的，我体内的积液每天都在增多，不断充斥着我的身体，所以体内的其他器官必然会受到挤压。这让我想起我怀孕的时候，妊娠期糖尿病这种我从来不会发生的疾病也会出现。

但，那是迎接新生命；

而如今，是救赎。

我越加不想动了，就这么躺着，哪怕下一秒就死去也好。我放弃了，我真的放弃了，你们爱怎么折腾我的身体就折腾吧，反正我就这么等着吧，等待那个最终属于我的结局。幸好，我有深爱我的丈夫，哪怕我一次次歇斯底里，一次次冷漠相对，他始终鼓励我，并且坚持扶我起来去活动，我也知道他是对的，更感动乃至感激那时他对我的关心和爱护，可我真的太辛苦了。

终于他说出了那句话："我又何尝不辛苦呢，难道这不是上天对我们的一次考验吗？"他顿了顿，"如果不能一起辛苦，那生命的意义又在哪里呢？"他双眼噙满了泪水，"生命再长，如果没有留下什么，也是苍白的，我们不应该安于现状，哪怕明天我们一起死去，总该给生命留下些什么吧？"

面对丈夫的三连问，我懂了。的确，这疾病是得在了我的身上。可在对抗疾病的过程中，从来都不是我一个人，每次我睡醒都会有及时的营养补给，有时蛋白粉加水果，有时酸奶加面包，有时虾肉小馄饨，都是丈夫在我睡着的时候做的；每次我没睡的时候，丈夫都会一直坐在我的病床边，他这样的坚定，我又怎么能辜负呢？我重拾了心情，丈夫扶我到餐桌前（是我自己要求的，既然打算回到正常人的生活，只要能动，就不在病榻上吃喝），看到他按照医生的建议准备的营养餐：葱焖鲈鱼、白灼秋葵、番茄蛋花汤，还有藜麦小米饭，色、香、味俱佳，一下就有了食欲。自从我病后，丈夫就开始按照营养师医生的要求钻研做菜，怎么选材、配料、制作等，现在厨艺大增。吃饱后，我不仅走出了卧室（这时我在家休养），更加不惧怕别人看我的目光，来到了室外。我和他手牵手，如同孩子一样，他会给我唱歌，我会用我不灵活的身体配合着跳舞，尽管这舞步只有他懂得欣赏。我们笑了哭，哭了再笑。看池塘，感受温润的风，甚至还一起钓鱼，捕捉昆虫……

事情总会向着好的方向，经过术前的化疗，腹腔肿块缩小了，腹腔积液也得到了控制，我的复查指标可以上手术台了。这对于我和丈夫而言，既期待又恐惧。知道手术排期后，我重新住回到了医院，每天接受着专业的术前护理。

另外，术前营养补充仍然十分重要，由于我的蛋白质水平偏低，血色素水平也只有 8.5g/L，所以我的营养方案调整为：口服加营养补充，即日常饮食外再强化优质蛋白的摄入。姚主任团队的营养医生给我配了分离乳清蛋白，它是一种易被人体吸收、利用率非常高的蛋白质，可以维持肌肉含量，促进术后伤口愈合、组织修复，另外还建议口服叶酸、铁剂、维生素 C 等改善贫血。我真的感到很幸运，能遇到姚主任这样的好医生和好团队！

在手术的前一天，医生来找我进行术前谈话，我清楚地记得医生很耐心地解释着他们将如何开刀、如何在人体精密的组织中找到那可怕的病灶并将其切除、如何缝合等。当然，安慰的话也不可少，但风险提示同样没有省略。我和丈夫虽只能够听懂一小部分，不过医生的态度确实给了我满满的安全感。回到病房，我就开始期待我康复时的新生活了。

可到了夜晚，丈夫回去后，我一个人就无法入眠了。我开始想象着万一我没能够下手术台该怎么办。我拿出手机查询着卵巢癌手术成功率等一些信息，越看越觉得我需要告诉丈夫我对他的感激，以及如果我真的不在了，他过得幸福对我而言是多么的重要。

我已经从不想死变成了如果死了怎么办，或者说死了也没有办法，又或者我可以接受残疾，残疾之后可以做些什么，比如从事线上教育等。

那个夜晚我不知道自己有没有入睡，一直以来病魔的折腾使我身心俱疲，总在一种忽梦忽醒间辗转反侧。

天还未亮，丈夫和父母都已经来了。尽管我昨天想了那么多，可是他们来了我们却相对无言，那么多话我反而不知道说什么。而他们也懂得，陪伴就是最珍贵的安慰。善良的护士过来帮我剃除了身上的毛发，让我感觉此刻自己像婴儿一般，又帮我清洗了身体，我通过她们衣服上的胸牌了解到她们的芳名，在心里默默感谢。术前禁食对我来说已经不算什么，因为我本身胃口也差，不吃有时候也挺好的，为了维持生命体征，需要一直给我输液。

我和家人一起耐心地等待着手术室的召唤，这是命运的抉择，于是我突然萌生了一个念头：把我这次的经历写下来。等我以后恢复健康，或等我当了奶奶，把它拿出来看看，告诉我的孙子们，那一次，你们的奶奶也那样勇敢过。

推我去手术室的床来了，和我的病床差不多，只不过床腿下有辘轳，可以移动。推车的工作人员在我头上套了一个帽子，最大限度地隔绝了我与细菌的联系。

我被安排躺在手术床上，只能看到医院的天花板，等待被手术，一动不动，如同我接下来的命运一样，不由自主：

出病房—进电梯—出电梯—进手术室—在手术间门口等待。

没想到一个手术区里原来有那么多房间，我用力去感受与我同命相连的人，此刻我们应该都是一样的。可我感受不到，只感受到了手术室的冰冷，一推进来就很冰冷，不是凉快，是一种凄凉感。我控制不住了，眼泪顺着眼角流了下来。此刻就我一个人，推我过来的工作人员把我推到这里就去忙别的了，穿着手术服的医护人员都在有条不紊地忙碌着，我好想有人停下来跟我说些什么，什么都好，可我也明白，这里每天手术的人那么多，如果他们每一次都停下，那估计这里不是医院，而是福利院了。

终于，我的主刀医生过来了，他暖心安慰着我手术一定会很顺利的。

他没有提我脸上的泪痕，他知道，此刻的他需要全神贯注地帮我去康复，而不是拉家常。

麻醉的感觉真的不是盖的，就如同上一秒还是嬉闹，下一秒却瞬间睡着一样，当我意识开始恢复的时候，我的鼻子、手、心脏都有器具在上面，应该是在监测我的生命体征。能够听到"嘟嘟"的声音，这里倒是跟我从影视剧里看到的类似了，而其他的，都是我未曾经历过的。

"她醒了，她醒了，她醒了！"

我循着声音看到父母和丈夫，印象中丈夫一直非常的成熟稳重，但是这一刻，他一边肆无忌惮地挥洒泪水，一边大声地呼喊，哪怕下一秒他就被医务人员训斥要保持安静。

"你好，虽然手术时发现你的病灶比我们预期的要多，可大部分都已经切除了。你的家人很爱你，他们一直都在这里没有离开过。"医生在查房的时候跟我讲道。

看着医生温暖而自信的笑容，望着家人通红的眼圈，我这次竟然没有流泪。并不是眼泪已经流干了，而是我第二次生命的来之不易值得庆幸，不应该有眼泪的！

术后初期因为我的肠道功能还没有完全恢复，所以我没有进食。不过丈夫很快又开始表达我需要下地多活动、多走的期望了，这一次，我没有犹豫。同病房的病友看着我，真切地祝愿着，彼此祝愿着。

这段时间我开始有心情去观察其他的人，也听着她们的故事。其中有一位姐姐抗癌已经 20 年了，反复进医院的次数她自己都记不清了。可她每次出院就积极地去工作，每次住院就看书练习新的技能。她说最长的一次住院过程中，她学会了口琴，并且吹给我们听。此刻，她的琴声很美，比我去过的任何一场演唱会都美，琴声中充满了透彻与豁达。她原谅了不公，包容了癌症并与之共存。

而医务人员的工作好繁忙，我常常看到一名医生进行完一天的手术后，晚上还在值夜班。之前我不知道手术的辛苦，可经历过一次后，我明白手术室为什么那样的冰冷：

因为每一次手术不仅仅是他们的一份工作，说他们经历了太多次，可毕竟那是人呀。是一个人的命，所以他们依然会每次手术后虚脱，汗流浃背。

而护士的敬业和辛苦也让我感到十分敬佩，好像总是看到一群固定的护士一直在忙碌着，从没见休息，难怪护士身材都那么好，这是累的呀！

就这样，我迎来了出院的日子。我明显感觉自己的身体状态恢复得不错，可以正常地活动，而且最主要的是，我的食欲也慢慢恢复了起来。丈夫请了太久的假期，他需要回到工作岗位上，幸好还有父母。出院后，我的身体有了很大改善，可以慢慢进行正常饮食了。我开始做轻松的家务，重新写教案，和母亲一起烹饪（但是母亲不允许），我甚至想着，如果营养补充得好，身体恢复得好，再过一段时间，我就可以回到工作岗位上了。

术后我在营养医生的居家指导下，营养补充得不错，身体也康复得很快，但是有一个残酷的事实要面对，我需要继续接受术后的化疗，这让我内心很害怕……

我的确对回到医院再进行治疗是抵触的，因为我害怕化疗后的反应，这个时候我的手机上突然发来一个问候："妹妹，你出院很久了，都还好吧，我也又一次出院了。"是那位抗癌20年的姐姐。

是呀，她连自己因为同一个症状进过多少次医院都忘记了，我却又开始自怨自艾……

"你求生的欲望很强，但是肿瘤细胞求生的欲望也很强。"丈夫对我坚定地说着。他是最了解我的人，很显然，他猜到了我心中所想，会适时跟我沟通让我重新回到现实，"你有我们，而它只有你这位主人，况且你又十分讨厌它，它'单打独斗'，我们众志成城，难道这样我们都战胜不了它吗？"

丈夫的坚定和鼓励让我不再觉得自己可怜，我接受了术后的治疗方案——开始新的化疗。

人可能就是需要这种力量，这次化疗在当天就开始了，本以为这次的化疗反应会和上次一样，会被折磨得死去活来，可意想不到的是这一夜我睡得很安稳，甚至早上起来的时候感觉食欲大振。

"没什么好怕的！"我在心里默念着，"快去大快朵颐地享用家人准备的爱心早餐吧！"这次我没有任何的恶心、呕吐症状，我立即打电话给姚医生，告诉她这个消息。

"很显然，你离健康的生活越来越近了。"听到姚医生这样的鼓励，更加坚定了我战胜疾病的信心，疾病不可怕，可怕的是内心对于未知的恐惧，这段时间，我与姚医生也建立了一种别样的情感，谈不上多年的朋友，更像是有一种生死相交的感觉。

后来才知道，姚医生给我开了一些促进食欲和帮助消化吸收的药物，保证了我术后化疗期间的食欲和身体的营养状况。姚医生还叮嘱了很多在家里进行康复的细节。

没过多久，我迎来了丈夫的生日。看着黑暗中，烛光下的爱人轻闭双眼，他说他许了一个跟我有关的愿望。

也许是他的愿望实现了，我真的感觉到好像什么都没有发生过似的，我的身体似乎已经完全恢复了。而这样的感觉也从科学的角度上得到了验证：

"你的各项肿瘤指标都在下降，营养指标也有了明显的改善，"我能够看到姚医生也在为我开心，"这个治疗方案对你非常有效，希望你可以再坚持下去，最终战胜疾病！"

我以为自己不会再哭了，可最终泪水还是夺出了眼眶。我和丈夫是不是有这样的默契，反而这次他没有哭，他只是一个劲地握住姚医生的手，连声道着感谢、感谢……

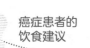
02 初升的太阳

医院是最容易见到人生百态、世间冷暖的地方。我敬畏这里医护工作者的救死扶伤和无私无畏，同样也感叹这里无处不在充斥着的生离死别和无限凄凉。而小白的出现，让我对这个晦涩的小世界，产生了非常大的改观。

第一次见到小白，是在消化科病房的走廊里。她认真地推着挂满五六种输液袋的输液车，陪一位 50 岁出头，身材高挑瘦削的叔叔锻炼，她的目光注视着地面，时而抬起头小心翼翼地叮嘱着旁边的患者叔叔"不着急，慢慢来。"我在内心给这个女孩竖了一个大拇指，现在这么孝顺的儿女，不多了。

小白话不多，除了陪患者叔叔锻炼，就是帮患者叔叔擦脸、擦身、拍痰，她一直坐在床头，只要患者叔叔动一下，她就问怎么了，哪里不舒服。在整个消化科病房里，患者叔叔是被患者羡慕的对象，因为有这么好的女儿陪在身边，但其实小白不是患者叔叔的女儿。这让大家更加对眼前这个女孩刮目相看。

因为年纪相仿，亦或都是患者家属，接触比较多，我们慢慢熟识了起来，才知道眼前这个低眉顺目、文文弱弱的女孩身上，有着怎样的过往才有了今日的坚强。

小白 5 岁时痛失了双亲，小小年纪不知道死亡是什么时就被安排了一场人间的悲剧。她被寄养在了舅舅家。舅舅家有一个哥哥，因为她的到来，也因为当时国家的生育政策，舅舅和舅妈没有再要孩子，把小白当亲生女儿一样看待。

"我感激舅舅一家，没有让我体会到寄人篱下，没有让我受尽世人白眼。他们如此爱我，我无以为报。现在舅舅生病了，我照顾他不是应该的嘛。"小白朝我笑了一下，眼睛望向窗外。我却看见了她满眼噙着的泪花。

小白舅舅的病发现得有些戏剧又有些苦涩。9月10日教师节，是哥哥的大喜之日。正在亲朋好友汇聚一堂见证这一对新人美好生活开启的时刻，小白和舅舅却没有出现在婚礼上。此时舅舅被五六个年轻力壮的小伙子摁在床上，疯了一样地想挣脱，嘴里还不断地念叨："让我去婚礼现场，让我去婚礼现场"。可能因为连日的操劳，精神一直极度的紧绷，加之当天下起了小雨，内心对婚礼完美举行的要求导致了舅舅神志不清了。大家为了保证婚礼的进行，立马就把舅舅送到了最近的精神病医院。小白一路攥着舅舅的手，安慰着："不用担心，婚礼很好，放宽心，别着急。"

精神病医院的病床是带捆绑带固定环的。舅舅被七八个人手忙脚乱地摁在了病床上，胸腰腿绑了三条绑带，打了一针镇定剂之后，终于有些平静了下来。医生了解了发病的情况，做了一些例行的检查，结合心电图报告，大夫说心梗的概率比较大，需要转院到当地医科大学第一附属医院（以下简称医科大附一）。家人连夜办理了转院。

小白以为到了医院就好，医生肯定有办法能把舅舅治好。但是大夫找到小白家人的时候，居然是让签署病危通知书。

舅妈的弟弟站出来说："我签吧。"

医生问："你是患者的什么人？"

"我是患者的小舅子。"

"那你不行，有近亲属吗？"

"那我来签吧。"小白走到那张纸的旁边。

"你是患者什么人？"大夫确认道。

"我是他的"，小白顿了顿，"女儿。"

"好，那你签吧。现在患者的心肌酶水平过高，心梗的面积可能比较大，你们做好心理准备吧！签好字，我们也会尽全力救治的。"

小白颤抖地拿起了笔，仿佛那支笔有千斤重。她已经没有了父母，现在舅舅也可能要不在了。昨天的欢喜还历历在目，今天却在宣告一个人将要死亡。生活啊，真是无常！

经过治疗，心肌酶的指标慢慢地降下来，舅舅的气色和精神状态也越来越好。哥哥和小白满心欢喜。俩人商量着，要给舅舅做一个全身检查，防止再有什么隐患。

但，这个检查没有惊喜只有惊吓，检查结果宣告了另外一场噩耗的开始。

小白说，她坐在医生办公室，听着医生说着检查结果和专业名词的时候，内心的无奈和哀伤无以形容。这个平时爱刷剧的小女孩，在得知舅舅罹患癌症的一瞬间长成了大人。心里吐槽了 N 遍看过的家庭剧，哪个编剧敢这么编故事，本该喜气洋洋的日子却住进了精神病院，判定不是精神病后接到了病危通知书，一道曙光初现的时候居然是黑暗前的最后一束夕阳。现实还真是残酷。

我清晰地记得，小白说到这里时，眼睛里透露出来的是绝望。

从医科大附一出院后，舅舅就住进了省肿瘤医院。各项检查陆续开展起来，结果也被送到了主治医生的案头。舅妈、哥哥和小白略显木讷地听着医生的谈话。大致意思是说，肿瘤发现得还算及时，还有手术机会。左肺需要全部切除，从电子计算机断层扫描（CT）图上来看，基本可以切除干净，这一部分需要胸外科的医生来主刀；胃部发现的病灶组织需要胃外科医生主刀，会切掉大半个胃；手术时间会很长；手术过程中会根据当时实际情况来处理。因为是胃部切除手术，术后不能正常饮食，需要放置一根鼻肠管开展营养支持。

舅妈不识字，哥哥签了知情同意书和一些术前知情文件。

小白舅舅的手术需要切除的病灶部位较多，为了降低术后的不良反应发生率，提高他的身体素质以应对手术造成的应激反应，营养医师在舅舅住院后的当天就开始了营养干预。营养医师是个面相和善的女大夫，一说话就笑，看见她的笑仿佛给病房带来了春一样的生机。她每天都来看望舅舅，问问身体状况。在正常饮食之外，营养医师让舅舅开始补充蛋白质，提高身体素质，也为术后身体的恢复提供营养储备。

术前一天开始禁食，营养医师让叔叔喝了几瓶含有碳水化合物和电解质的医用营养制剂，以缓解手术对患者产生的焦虑、口渴、饥饿、胰岛素抵抗等情况，也有利于舅舅术后的快速康复。

舅舅被推进了手术室。他朝着舅妈、哥哥和小白深深地望了一眼。

"可能那时候舅舅的内心充满了恐惧吧。舅舅是个非常聪明的人，他的身体状况及医生的问询，他基本上就可以确定自己所得的病症了，所以我们也没有瞒着舅舅。"小白收回了看向窗外的眼神，转过头朝我说："身体才是最重要的，当身体不舒服或者身体即将要消殒的时候，所谓情、所谓权、所谓钱、所谓利、所谓身外的一切，还有那么重要吗？舅舅的那一眼，有恐惧、有离别、有留恋和不舍。我不想我离开这个世界的时候，是抱着遗憾离开。所以，保护好身体，快快乐乐地生活，这才是最重要的。"小白笑了笑，这个笑容里多了一些这个年纪少有的淡然。

手术进行了 7 个小时，当手术室门打开，医生呼唤家属看一下切除下来的组织。小白说，满满的一搪瓷盆，看着都害怕。

由于小白舅舅切除的病灶部位较多，术后即被转进了重症加强护理病房（ICU）加强护理，ICU 里有严格的要求，家属不允许陪护，小白家人只能看了一眼舅舅之后就在走廊里等着。由于小白舅舅进行了胃部切除手术，术后在 ICU 只能靠静脉输注营养来维持基本生理需要和疾病康复需要。术后进行了抗炎、补液、补血、营养支持，营养医师根据小白舅舅的身高、体重，个性化给出营养支持方案，保证身体有充足的能量和各种营养的摄入才有利于术后伤口愈合，增加免疫力，尤其是蛋白质，它是组成人体结构的重要成分，小白舅舅因为手术范围广，失血多，又有低蛋白血症，因此，需要肠外全营养支持。

2 天后小白舅舅病情趋于稳定，转入了普通病房。由于疫情的原因，病房里只允许一个人陪护。小白让哥哥嫂嫂回去工作，舅妈年纪大了，怕她身体吃不消，让她在租住的房子里休息，到探视时间舅妈再过去探视。这个 20 多岁的女孩担起了舅舅住院的一切照顾工作。

她用心关注着舅舅每天的变化，和医生、护士沟通每一个细节，以让医生可以准确地判断病情变化。她对现在的用药情况都了解了一遍，对护理也越来越驾轻就熟。

"其实，我们一家不仅要感谢主刀的医生，还要感谢营养科的医生，根据治疗的各个阶段不断调整营养处方，让舅舅的身体状况一点点好起来，真的挺感谢她们的。"

"营养科医生？就是每天和主治医生查完房之后，调整营养处方的那些医生吗？"

"嗯，刚开始住 ICU 的时候，她们每天跑两趟，看看营养情况怎么样。后来转到普通病房之后，就每天来一趟。"小白仔细地说着，如数家珍一样，"营养处方就是给营养不良或者有营养补充需求的患者开具的营养干预处方，是为了让患者身体可以应对突如其来的术后应激反应，更快更好地恢复健康。"人是铁饭是钢"，身体无论在什么时候都需要营养物质的供给，尤其在生病的时候，需要更多量或者更多种类营养物质的补充。"

"怪不得我看叔叔挂着那么多袋子，那些袋子就是营养处方吗？"

"是的，那些袋子就是营养制剂，有的是肠外营养、有的是肠内营养，肠外的就是直接进入血液里的，叫三升袋，里面含有各种营养素，如氨基酸、脂肪乳、糖、维生素、矿物质等。因为术后胃肠功能没有完全恢复，暂时吃不了很多食物，所以医生给舅舅除了输注补充了那个三升袋外，还在手术中给舅舅放了一根鼻肠管，用营养泵把营养液设定好滴速缓慢地泵入肠道，听营养医生说就是把我们平时吃的食物预消化好灌注到肠道里，那个制剂易被消化吸收。"

"原来是这样，现在这么先进了呢。"

"是的，舅舅现在恢复得那么快，真得多感谢这些医师们。"她朝我笑了笑，"现在终于又有希望啦。"

小白舅舅的状态一天比一天好，三四天后就可以少量喝点米汤、菜汤，7 天后吃半流质饮食，入普通病房后，营养医生还根据舅舅情况给他配了特殊医学用途配方食品，分离乳清蛋白和短肽全营养粉，强化营养摄入，蛋白质指标明显回升，小腿也有力气了，小白脸上也挂着难得的笑容。遇到医生，她总会欠一欠身，恭敬地称呼一句"医生好"。看得出她对一直奋战在一线的医务工作者的敬重。

我离开医院时，和小白道了别。小白说："一切都会好起来哒。"她像那颗小草，被踩踏过、被连根拔起过、被野火焚烧过，但是她顽强地活着，感恩着阳光和雨露，越长越强壮。

舅舅出院的那一天，小白发了微信告诉我这个好消息。之后小白发了一条朋友圈，她说：

"在生死边缘徘徊过，才知道生命的珍贵；

在医院痛苦煎熬过，才知道健康的地位；

当真正地面对一条鲜活的生命可能消逝时，发现其实世间很多东西都可以放下。

珍惜当下，健康快乐；

能看见每天初升的太阳，真好。"

03 答案

现在的我，身高 160 厘米左右，体重 45 千克。周围的人都说，在 42 岁这个称作"半老徐娘"的年纪里，我看起来还算有韵味。

回想起 4 个月之前，体重只有不到 35 千克的日子。简直如同一场噩梦，幸好有家人的支持，医生的帮助。

我以前以为，医生就是用手术刀或者药物来治病。可没想到的是，原来在饮食上，也可以帮助我更好地去面对疾病与生活。

那个时候，"生不如死"也许是对我最好的诠释了。毕竟中国讲究"民以食为天"，当你吃什么吐什么，而且吃点什么可能就会让自己的肿瘤更加恶化的时候，那种恐惧感比直接死去更加难过。

"我现在一顿可以吃下这么多米饭了。"我现在常常用拇指和食指比一个小圆圈自豪地跟周围的人"炫耀"着。

我的生活本来一切都很顺利，人们也都常常称呼我为"女强人"。事业在我生命中的比重，大到我几乎无时无刻不在工作着。杭州很好，可我依然到处出差，每天在交通工具与酒店还有谈话的场所不断前行着。

可就在今年1月份的时候，也许是忙碌的生活连疾病都会吓跑，偶尔的闲暇反而将积压已久的"不良信号"全部释放。只不过这释放，未免来得太过于猛烈了些：

从外地回到杭州的我，突然开始呕吐，情况越来越严重。不仅仅是正常的进食会呕吐，就连喝水都会如此。以前也有过类似的情况，可能就是积劳成疾，休息休息就好了。我安慰着自己，也没有太放在心上。

但是随着情况的愈加严重，家人们开始要求我必须要去医院做个检查。

未曾做过胃镜的我，觉得这种感觉很不舒服。但很快这种不适便被做胃镜的女医生的声音给冲散了：

"哎呀！"医生感叹的声音，让我心里"咯噔"一下。但表面上，我依然表现得很从容，在检查结果没有出来之前先找朋友看看是不是要去更专业的医院就诊，给自己铺垫好下一步的打算。但是我怎么也没有想到最后选择的竟然是肿瘤医院。

是的，我得了癌症，而且是胃癌晚期，甚至肿瘤已经转移到了腹腔。

因为我的情况比较严重，已经无法手术了，目前的身体状况也无法耐受化疗，接诊的医生让我先去看下"营养科"，把身体营养状态调整好了，才能考虑下一步的治疗方案。

我真的崩溃了，精神世界的坍塌促使我无法接受任何建议。我开始整夜整夜的失眠，甚至看到已故的亲人正在找我一起去向一个很远的、那里没有病痛、也没有人世间"七情六欲"的地方。

当我心里还在盘算着如何才能够结束自己的生命时，却发现连多日的未曾进食的能力都失去了。听着新年将至外面偶尔发出的爆竹声，看着唯一只能看到的天花板，我连眼泪都流不出来，此刻只有一个词汇来形容——空洞。

当我失去所有力气时，状况的确不能再坏了，可也有好的一面，就是我无法再反抗了。我第一次看了营养科的门诊。

"她腹腔有积液，肚子痛，腰背痛，目前连水都喝不下去，整个人只能趴在床上，不能坐也不能躺。营养诊断为恶病质，重度营养不良、重度贫血、低蛋白血症、腹腔大量积液。我们在治疗前，首先就要解决她吃饭的问题。"我模糊中听到了看诊医生的部分话语，可我在心里冷笑着：

"解决吃饭？"

"你都说我连水都喝不了了，怎么吃？"

"没想到，我竟然是饿死的？"

我心里默默地想着这些疑问，接诊医生告诉我，像我这样的情况，目前只能通过静脉输注营养液提供每日所需的营养成分，先放腹腔积液，然后通过内镜科根据情况看能否置入鼻饲营养管，这根鼻饲营养管就是未来几周内解决我"吃饭"问题的通路，只有营养状况改善了，能满足机体的补给才能考虑后续的抗肿瘤治疗。

"肿瘤是个高分解消耗的疾病，体内的肿瘤细胞本会消耗患者很多营养。而胃癌、食管癌等肿瘤会导致患者进食受限或者梗阻，从而影响患者消化吸收功能，导致营养不良，所以消化道肿瘤的患者更容易出现营养不良。"她对我解释着，"你目前肚子里有很多水，要放腹腔积液，才能摄入食物，但是放了腹腔积液，又会加剧蛋白质等营养素的流失。所以，我们目前打算先给你放腹腔积液，预约内镜下置入鼻饲营养管，"她顿了顿，"这样，你的"吃饭"问题解决了，后续我们就能想办法给你进行抗肿瘤治疗了。"

"另外，根据你目前的情况，只能少量补充一些营养素，避免液体摄入过多引起腹腔积液的增加"。在经历过营养科医生的一段时间的诊治，我的身体状况已经允许我进行第一次化疗了。同时，这也是我这段时间里，第一次算是好好睡了一觉，让我明白酣睡后醒来是多么可贵，而不是就此长眠。

我开始积极地配合营养治疗以及化疗，但美好总是刚刚开始就会结束，只不过这次我有着希望去面对：

第二次化疗，我的情况差了许多。

"化疗本身对胃、肝、肾都有损伤，你之前没有接受系统的营养治疗，所以营养暂时跟不上，自然会有些承受不住。"姚医生鼓励着我，"但你自己说说，是不是已经比之前好太多了？"

"是的。"我肯定地回答着，同时也问了所有患者都会关心的问题，"那这种情况要多久呢？"虽然在医学上，这样的问题我一个不懂医的也知道，是没有绝对答案的，可还是会问。

"营养的补充是一个'润物细无声'的过程，不可能立竿见影。"姚医生面对这样的问题不仅没有生气，还继续为我耐心地解答着，"就如同胖子不是一天吃出来的，瘦子也不是一天饿出来的。"

"嗯，我明白。"姚医生这样的比喻很生动，尽管没有直接回到我的问题，但是不知道为什么，我就是如同信赖家人一般，听到这样的话充满了继续坚持下去的决心。

我抬头看到姚医生诊室里面有一张海报，上面密密麻麻的都是食物，然后形成了一座塔状。这一次，因为之前我已经享受过"营养"对我的帮助。所以，我不禁好奇了起来：

"姚医生，这是什么呀？"

　　"这是中国居民平衡膳食宝塔，膳食宝塔保持平衡，就是健康的饮食。"

　　我又好奇地问道："姚医生，您能给我讲讲这个膳食宝塔的含义吗？"

　　"你看，这座宝塔一共分为五层，从低层到高层，塔越来越尖，代表摄入需求越来越少。塔的地基是我们的生命之源，水。正常的成年人，一天摄入的水分需要达到1500~1700毫升，如果你记不住具体数字，你就记住，一天得喝三瓶矿泉水那么多的水。塔的第一层，是谷薯类，正常成年人一天摄入量应在250~400克，包括米、面、杂粮以及面包、饼之类的加工品，多种搭配，比单吃某营养更全面，尤其是杂粮。塔的第二层，是蔬菜水果类。除了特殊的患者之外，蔬菜水果是多多益善，品质越丰富越好。不仅含有大量维生素，还含有大量膳食纤维。塔的第三层，是畜禽肉、蛋、水产类，每日食用量在125~225克。畜禽肉优先鸡肉、牛肉，次选羊肉和猪肉，摄入量40~75克；蛋类可提供卵磷脂，每日摄入量要达到40~50克；水产类需要摄入40~75克。塔的第四层，是奶及奶制品、大豆和坚果。奶能提供蛋白质，坚果类可提供丰富的营养元素，但同样含有大量脂肪。所以，奶和坚果及其加工产品放在第四层。奶类及奶制品摄入量在300克左右，而坚果只需25~30克。塔尖就是中国家庭厨房必不可少的油和盐。油和盐的摄入遵循一个原则，可少不可多。成年人每天油的摄入量在25~30克即可，盐的摄入量不可超过6克。"姚医生耐心地讲解道。

　　我微笑地点点头说道："谢谢姚医生，我对平衡膳食大致了解了，我知道以后哪些该多吃，哪些该少吃，哪些不能吃了。"

　　根据我的情况，姚医生在营养治疗方面，细致地调整着我的营养治疗方案：我的胃肠功能不好，就先开出短肽型肠内营养液，不需要肠道消化可以直接被吸收；当化疗药物影响到肝功能时，就使用支链氨基酸全营养配方液，补充优质蛋白的同时又不增加肝脏代谢负担；当我在化疗期间出现腹泻时，姚医生把我的营养制剂调换成低脂型全营养制剂配合谷氨酰胺组件，低脂型肠内营养制剂可以缓解腹泻症状，同时谷氨酰胺还能修复化疗期间受损的消化道黏膜屏障；化疗期间，我有时腹泻，有时又便秘，整个胃肠道功能感觉都不太好，这时候姚医生又给我添加了膳食纤维益生菌组件及鱼油，这些能调整我的胃肠功能，不仅改善了便秘症状还能改善食欲促进消化吸收；化疗期间当发现蛋白质水平低了，还给我添加了乳清蛋白，这不仅改善了白蛋白指标，还能促进肌肉增长，几个月下来我的肌肉量有了明显增加，不再感觉到乏力，能蹭蹭蹭地从一楼爬楼梯到五楼去找姚医生看病。看到我这样，家人对我现在的状态也放心了。

在姚医生的妙手回春下，我迎来了最后一次化疗，这时的身体状态已经有了非常大的改观。姚医生在见到我后也激动地说：

"你活过来了！"

"我活过来了？"我听到这句话的时候，晃神了，"是的，我活过来了！"我不再需要别人给我答案，因为我自己就是答案！

04 谈"癌"色不变

中国有个成语叫"否极泰来"，所以当面对父亲脑梗住院、弟妹临盆在即、年幼的侄女需要照顾、家里的田地生计需要打理，这个一老一幼一孕妇一生计同时需要人的时候，我告诉自己否极泰来，一切都会好起来的。

当我接到一个电话，我才知道，否极泰来可能没有错，错的是我原来认为的"否"可能没有到"极"的程度。

·晴天霹雳

那是一个天朗气清的早晨，我如同往常一样下了公交车，一路紧走慢赶地到了公司刚刚坐定，手机振动了起来。来电显示是舅舅的电话，舅舅极少给我打电话，不免心生狐疑。

"三舅"我打了一个招呼。

"王彧，嗯……"三舅顿了一下，"放下手里的事情，现在回家吧。"

"好的。"我哽咽着道。外婆估计情况不太好了，我心里这么想。开始整理近期的工作，好交代给同事来帮忙处理。

2分钟后，手机又开始了振动，父亲的电话。

"爸"，还没有叫出声，就听到电话里传出了父亲的哭声，"王彧，回来吧……快点儿，回来吧……快回来吧！"

"我知道了，三舅给我打电话了，你别着急，怎么了？"

"张辰不在了！"

"谁？！"我的声音提高了八度，赶紧确认是不是听错了。

"张辰……"父亲嚎啕着。

这是我的弟妹，32岁。

这两个字，让我浑身发抖，直挺挺地从凳子上跳起来，眼泪夺眶而出。脑子里瞬间闪现了很多个画面，一位带着我们这个家渡过了多少艰难困苦的坚强的老人此时瘫软在床上给我打电话，我那7个月大的小侄儿嗷嗷待哺着，我那4岁的小侄女还不知道死亡意味着什么，这一双儿女以后成了没有妈妈的孩子，这个世界上最珍贵的情感和爱，对他们来说就这么没了；我那年纪轻轻的弟弟，我那坚信老了可以依仗弟妹照料的母亲……

"我马上回去！"我哭嚎着。

下了滴滴订单，坐上车，司机师傅抱怨着平台为什么总给他派这种跨省的长距离单子，回来肯定得空车回。

"师傅，您开吧，我给您加 500 元，把我送到就行。"

12 月的天气还不算是特别冷，阳光透过车窗，温暖地拥抱着我，好像在轻轻地拍着我的背，告诉我别哭，一切都会好起来的。

我走进院子，母亲看见我就抱头痛哭，我拍了拍母亲的背，"没事儿哈，没事儿，咱们能把孩子们养好，没事儿哈。我先去看看张辰。"

我以为在路上已经把眼泪哭干了，但是当我看着那个前一天晚上还在和我连视频让我给她买药膏的人，现在直挺挺地躺在透明的冰柜里，一条蓝色的布由头遮到了脚。对她的亲情、对命运的不公、对孩子心理残缺的担忧、对父母心理的创伤……所有的情感一股脑儿冲上来，我跪在地上，放声大哭。

侄女跑过来，对我说："姑姑，我妈妈死了"。我紧紧地抱着她，告诉她："姑姑和妈妈一样。"

葬礼上只有三个穿孝服的人，都是十来岁的孩子。

"否"仍未极

父亲承受不了这种白发人送黑发人的苦痛，突发了耳聋。我带着他到医院检查后，医生让住院治疗。

县级医院耳鼻喉科的病房，略显冷清，我躺在病房的地板上，略微庆幸了一下今天晚上不会很吵，可以在我悲伤的思绪里尽情沉沦。

住院第二天是例行的各种检查，也第一次见识到了高压氧舱疗法。

现在回想起来，我非常感激耳鼻喉科的主治医生，给我父亲做胸透检查。

"明天去做一个 CT 检查。"胸透检查出来的第二天，主治医生和我说。

"明天去 CT 室约一个增强 CT。"CT 结果出来的第二天，主治医生这样交代我。

这个定语让我意识到这可能不只是一个检查那么简单。"我父亲怎么了？医生，有什么话您尽管说，我是家属，我好知道后续该怎么做？"

"现在怀疑你父亲是肺占位，通俗一点来说，就是肺癌。让你约增强CT是为了……"后续医生说的什么话，已经被"癌"这个字吞没了。我的理智在泥沼中挣扎着，告诉我缓缓、缓缓。

"我明白了医生，谢谢。"

不会的，结果肯定是弄错了。我们家从来没有做过伤天害理的事情，这种事情不会发生在我家人身上的。不会的。嗯，对，不会的。我咧了咧嘴，好让我的嘴角上扬一些。"爸，我回来了，挺好的哈。"

那是一个平安夜，虽然是个外国的节日，但是我国的商家把它打造得很好，空气中都充满着节日的快乐气息。而我坐在黑漆漆的住院部一楼大厅冰凉的铝制座椅上，手里拿着增强CT报告单的时候，觉得老天爷还真是好笑，怎么就逮着我们这一家人不放了呢。

我给弟弟发了微信告诉他父亲确诊了，之后给堂哥打了一个电话。堂哥的命是父亲救回来的，所以他和父亲的关系很好，我也把堂哥如亲生哥哥一般看待。6天之内，一条年轻的生命陨落，一个血脉相连的生命可能陨落，我就像那棵霜打了的藤蔓，需要一点阳光来帮我指引一下生长的方向。

"好，你在医院等着，我得半个小时左右才能过去。"

"好的，谢谢哥。"

5分钟之后，手机响了，是弟弟。

"姐，你是不是给哥打电话了？"

"嗯。"

"爸这个事情，咱俩处理吧，别打扰哥了。"弟弟声音低沉但坚定。

"怎么了？"弟弟在我面前，很少这么坚定地发表他的意见。

"刚才嫂子过来了，说为什么你总给咱哥打电话。"

"好，我明白了。"

我苦笑了一下，"总？！"估计只有我和哥知道，这是我第一次也是唯一一次给他打电话吧。

也罢，我摇了摇头，嘴角撇了撇，站起了身，回病房。

我的内心，只有两个字——我来！

我就像一只抱窝的母鸡，瞪圆了双眼，竖起了颈羽，扑棱开了翅膀，决定面对眼前这只凶悍的鹰。

异地就医和患者教育

我把报告单拿给医生的时候，医生为我们办理了出院。

"现在这个突发性耳聋已经是个小毛病了，先解决这个大问题吧。"主治医生温柔地说，估计是怕我承受不住这么大的打击。

医者仁心。在他身上我看到了。

"我不是肿瘤科的医生，不能和你说得很明白。你可以去三楼肿瘤科找一下张主任。如果想在我们医院治，就看看有没有病床能住下。如果不想在这里治，我们医院和这家大医院是医联体，你可以让张主任帮你联系一下那边的江主任，给你安排一下床位。如果转院，需要张主任帮你开一个转院证明和一式三份的异地就医备案表，到收费处盖章，到医保局备案，你们到了大医院那边才能出院即报。"

"谢谢医生。"除了这几个字，我真心不知道该如何表达心底里的感激，我和父亲说，他的肺上长了一个小疙瘩，需要把它切掉就没事儿了。父亲有些狐疑，但是从我的表情看不出来悲伤，所以心里也不介怀我突然间告诉他出院之后转院去杭州的事情了。

元旦刚过，我带着父亲踏上了去杭州的火车。

母亲让父亲穿上了最新的衣服，这次父亲没有固执，乖巧地接受了这身以前让他浑身不自在的装束。父亲的反应慢了很多，走路也开始抬不起脚，眼睛经常空洞地盯着某个点，盯上许久。

我牵着父亲的手走进医院门口时，父亲停下来，抬头看了看天。我紧紧握着父亲的手，展露了一个假装轻松的笑，搀扶着他进了住院楼。

见到主任表明来意后，姚主任开门见山："片子带了吗？先看片子。"

我赶紧递过去 CT 片，主任仰着头对着光选了一张片子放在看片灯上。

"典型的肺占位影像，看这毛刺，非常典型。"主任和科室的医生们讨论着这张片子。

"张医生，开住院单吧。"主任交代着。

"你父亲在哪儿？叫他过来吧。"

"好。主任，我想和您说一下情况，我没有告诉父亲实际的病情，只说是肺上有个小疙瘩，所以，您看能不能……"

"姑娘，我明白，叫他过来吧。"

我搀扶着父亲到了医生办公室，主任让了个座位。

"老王，放宽心哈，这个是小毛病，咱们把这一块儿切了，就没什么事儿了。你在医院要吃好喝好睡好心情好，养好了身体，咱们才能早点儿出院。"

"好，好的。"父亲连连点头，眼神中闪现出了光彩。

"另外，无论有什么毛病，都不能耽误了身体的营养。"主任特别有叮嘱，"因为身体营养状况不改善，一切治疗都是徒然的，身体对治疗不能很好地耐受，所以这段时间在家好好休息，饮食上建议少食多餐，每天可以分 5~6 次进餐，多吃些高蛋白、富含维生素和矿物质的食物，比如鱼、虾、蛋、奶、瘦肉类，新鲜蔬菜、水果、坚果类补充营养，不要担心忌口问题，也不要听信坊间偏方、秘方，维持好体重，改善身体营养状况比较重要，接受了治疗一切都会好起来的，不用太担心。"

这一席话，我能明显地感受到父亲心底里的石头落了地，让我知道患者教育的重要性（医生在诊疗过程中对患者进行的有针对性的教育，目的是使患者理解与其健康问题相关的预防、治疗和康复措施，以便促成患者的自我保健意识，增加对治疗措施的依从性）。当一个人在面对生命可能消逝时，肯定存在极大的畏惧心理，而这种心态可能加速了生命消逝的进程。患者对于疾病是没有足够认知的，对于未知的事物往往会想象得比较糟糕。这时候医生作为相对的权威者，告知患者积极正面的诊疗结果，对于患者心态的调试是至关重要的。

办理完住院手续，安顿下来之后，来了好几拨年轻的实习医生，青涩地问了好多好多问题。作为家属，把患者的身体状况事无巨细地告知医生，是家属的本分，因为在这个时候，不论是患者、家属，还是医生，我们都面对着同样一个敌人，那就是疾病。患者是那个被疾病束缚的人质，家属是搜寻救兵的信使，医生就是那援驰而来的万马千军。

各项检查结果陆续出来，手术时间也安排了。麻醉科医生过来了解和交代了一些事情。护士来教父亲怎么咳嗽，说咳嗽一定要从肚子那里提气来咳嗽，记住现在咳嗽的感觉，术后必须要多咳，不然可能会诱发肺炎。主治医生给我做了术前谈话，签了知情同意书、血液制品使用同意书等各种相应的文件，术前的准备工作基本已经完成。

弟弟、舅舅和大姑哥也从老家赶到了医院。对于家属来说，虽然来到医院什么忙也帮不上，但是哪怕看上一眼，无论对家属还是对患者，都是一种安慰和扶持。

我们在等候室里等着手术结束，扩音喇叭里不时传出需要其他患者家属到什么地方的消息。但是父亲进手术室已经 4 个小时了，依然没有什么消息。坐立不安，内心开始焦虑。是不是手术状况不太好，不会有什么问题吧？

在父亲推进手术室 6 个小时以后，终于被推出了手术室。我们迅速地上前看看父亲的状况。他的脸色白得吓人，没有一丝血色。

"爸，你感觉怎么样？"

父亲张了张嘴，没有发出声音。

术后的患者会被安排到一个特殊的加护病房，家属不能进入。父亲推进去之后，护士和医生把父亲移到病床上，开始做一些简单的检查。连接好心电监护仪，调好止痛泵，调试好一个四四方方的塑料盒子，可以看渗出液的多少。

安顿好父亲后，我就让弟弟、舅舅和大姑哥去火车站准备回老家了，毕竟家里也是一团糟，需要人照顾。

·术后出血

术前医生找我谈话的时候，和我说过术后可能会出现大出血的情况，但是发生的概率不大。可是父亲的那个塑料盒子里不断有液体渗出，颜色也一直没有变浅。

病房不让家属进去探视，所以我一直在走廊里等着。

医生神色有些着急地找到我，告诉我父亲术后大出血了。父亲在7个月前得过脑梗，所以一直在服用抗凝血药物，在术前一周的时候，为了防止出现术后出血把抗凝血药物停掉了。现在可行的解决方案是，先输血，保障血液供应；使用凝血药物来止血。但是使用凝血药物可能会出现血管堵塞的情况，由此产生什么样的后果，没有办法做出预判。

"医生，就按您的治疗方案进行。"

"好的，那咱们就先凝血。只要今天晚上能挺过去，就没事儿了。"

我把弟弟从火车站叫了回来。如果万一父亲真的没有挺过这个晚上，至少他离开的时候可以见到我们两个孩子。此时的我，甚至开始了懊恼。给父亲做手术这个决定是我做的，因为检查出来得早，还有手术机会，做了手术没有发生转移，5年存活率还算是不错的。现在术后出血，甚至有可能挺不过一个晚上。我内心的懊恼，对老天爷这种安排的气愤，像一团石蜡糊在我的心口。

夜晚，医院的走廊不允许有人，我和弟弟蜷缩在略显阴森的步行梯拐角，企盼着伤口的血能够凝住，血管不要堵。医生和护士忙碌着，护士到血站取了三次血。刚取出的血很冰，是几个护士姑娘用双手一个一个把血袋捂热才给父亲用上的。我知道，他们是在为了生命与疾病抗争，他们也是血肉之躯，也是和我一样的普通人，会爱会痛会觉得冷的普通人。我很感激。

医院新一天的工作是从凌晨五点开始的。熬了一宿的护士姑娘们开始了新一轮的忙碌，抽血、集尿、测体温、测血压……医生找到我们，告诉血止住了的时候，我们总算可以长长地出一口气了。

· 术后膳食

因为父亲术后大出血，导致了身体重度贫血，所以在父亲术后饮食上我给他选了各种红色的膳食，红豆粥、红枣馒头等。在我的认识里，红色补血，父亲失了那么多血，需要补血才是，甚至我给他准备了阿胶。

父亲吃饭时，一位护士看到了，问："你父亲做的肺部手术，为什么给他喝红豆粥？"

"啊？父亲术后出血，我觉得需要补血，所以就定的都是红色的食物。"

"你去挂个营养科的门诊号，去咨询一下营养科吧。"

莫非我理解得不对。

"红色补血没错，但是你没有抓到重点。"营养科姚主任耐心地说："失血确实应该补血，血红蛋白里的成分主要是铁元素和蛋白质，红豆、红枣虽然都补铁，但是那些都是植物中的铁元素，植物里的铁元素是很难被人体吸收和利用的，需要在体内被还原成二价的铁离子才能被机体更好地吸收和利用；动物性食物中比如动物的肌肉蛋白、动物的血制品以及动物的肝脏内都含有大量的血红蛋白铁，这类食物中的铁元素非常容易被人体吸收和代谢，而且动物性食物中不光含有铁元素还富含大量蛋白质，因此术后补血最有利于人体吸收的膳食营养是补充动物血制品、动物肝脏及动物的肌肉组织。其次肺喜润，喜欢湿润多水的环境；红豆是利水渗湿的，容易把身体里的水分都渗掉了，肯定不利于肺部的湿润环境。肺部手术患者，术后重要的是咳嗽和咳痰，咳嗽能促进术后的肺复张，咳痰能使呼吸道的分泌物尽快排出来，防止肺炎的发生。"

听了医生的一席话，我瞬间明白了。医生让父亲努力咳痰，但是因为怕手术后肺炎的发生，加上手术创伤，人也虚弱，父亲一直没有咳出痰，我在旁边干着急。

我按照营养科医生开的膳食方子，买了补血和润肺的食材。鸭血豆腐汤、猪肝面、肉末水蒸蛋、肉丝蛋花汤、番茄黑鱼汤等给父亲增加铁质和蛋白质的摄入，同时我又准备了润燥养肺的银耳红枣百合雪梨羹给父亲当做餐间点心。

两餐之后，父亲咳痰了。咳出的痰是非常黏稠的黄色痰。没想到这些营养餐如此有效果，咳出的痰一点儿也不恶心，让我甚是欢喜。

第二天父亲咳出的痰开始变得有光泽、清透，而且咳出的难度也在慢慢降低，越来越容易咳出。在基础饮食没有发生变化，只是增加了润肺食材的摄取之后，病情居然发生了这么大的变化。父亲的脸色也渐渐地红润起来，精神也较前有了明显的好转，膳食营养原来这么重要和神奇。

白天，在医院的走廊里，患者家属往往会三五成群地聚集在一起。因为相似的病症，家属们之间似乎莫名地增加了一种亲近感。一般在照料好患者后休息之余，他们会互相沟通着各自情况。其中比较多的一个话题就是，"刚做了手术，如何更快恢复起来？"这个时候要买点有营养的食物给患者补补。我会把我的经历告诉他们，给他们看手机里父亲咳出的痰的照片，这么明显的变化也让大家喜出望外，纷纷问我百合是用鲜的还是干的……我告诉他们可以去挂一个营养科的号，专业的营养医师会根据每位患者的身体状况和疾病情况，给出更好更科学的意见或建议，他们给的方案对患者而言会更加对症和适合。

•否极泰始来

对于肺癌手术患者来说，切除了病灶部位是确幸的。如果处于癌症早期，癌细胞没有发生转移，那则是不幸中的万幸了。术后会将切除下来的病灶部位送到病理科做病理，依据病理结果，判断是否需要开展后续的放疗、化疗、免疫、靶向等治疗。

病理的检查时间相对长一些，大概在一周左右。

在父亲大出血止住并可以顺利地咳痰之后，病理结果就是艮在我心口的最后一块大石头。一周后，我一早上就站在病理科取报告的地方等专门的医护人员叫父亲的名字，但直到上午十点多还没有叫。

"请问某某患者的病理报告出来了吗？"

"出来了，已经送到病房了，医生电脑上可以看到。"

"嗯嗯，好的，那请问结果怎么样，有转移吗？"

"稍等，我看看。没有，没有转移。"

"好哒，谢谢，谢谢医生，谢谢。"

我兴高采烈、一路小跑到医生办公室。这个消息是我手里的利刃，让我挑断束缚在我身上的枷锁；这个消息是那挣脱了禁锢喷薄而出初升的太阳，告诉我人生的前路不管有什么，我都可以面对。

"主任，没有淋巴结转移，是不是就意味着不用做化疗了，是吗？就是肿瘤切干净了，是吗？"

"是的，不需要做化疗了。过两三天身体状况稳定后，就可以出院了。后续定时复查，跟踪病情发展就可以了。"

"好的好的。"

办理完出院手续，三姑哥接我们出院。那天天气很好，阳光透过车玻璃照进来，照到我的身上，很暖。

我真的很感激医护人员，每一位在救助我父亲的战线上提供过扶持的人。我敬畏他们对生命的敬畏，我感激他们对生命的珍视，我崇敬他们对信念的坚守，我在心底向他们郑重地道了一声谢，往后余生，与人为善，珍爱生命和生活。因为哪有什么岁月静好，是有他们在为我们负重前行。

· 后记

父亲的身体基本恢复了，尽管没有之前硬朗。最近两年复查了两次，没有复发。

现在家里的日常，就是孩子们在一旁闹，父母在一旁笑。一切还好，释心泰来。

我相信在不久的将来，随着科学技术的进步和营养诊治水平的提高，癌会成为一个长期的慢性病，人们不会再谈"癌"色变。

05 相信明天

有的时候，明天和意外，真的不知道，到底哪一个会先来临。

不过幸好，我还有明天。也许，是遇到了良医；也许，是我的生活习惯足够好吧。不过真的足够好的话，又为什么会被确诊为直肠癌呢？

我以为那持续了 20 多天的疼痛，就已经是最大的折磨了。直到无法忍耐去医院做了组织活检之后，这出来的结果简直让我的人生瞬间昏暗了下去：

直肠癌！！！

我想自己，才刚刚 29 岁的年纪。烟酒也不碰，听说家族史会有影响，可我家也没有过这样的情况。怎么就患了癌症呢？

我手里拿着报告单，在自己难以接受的同时，也思考着要如何跟父母沟通。不孝有三，无后为大，想着自己别说结婚了，就连女朋友都没有。我是做设计的，一个别人看起来还算是光鲜的职业，也习惯天天凌晨三四点钟睡觉，一般是觉得深夜工作没人打扰，白天肯定要准时上下班，所以这日夜颠倒的生活习惯也没有想过。毕竟现在结婚年纪都晚，可我现在这个样子，看起来"留后"的希望有些渺茫了，不过也好，最起码不用再多连累其他人了。

越想越沮丧，越想越觉得了无生趣。不过还不至于做什么傻事，想来想去，干脆打给哥们小刘：

"小曾，怎么啦？大白天就联系，打网游等着晚上再上线呢！"小刘在电话的那端，对我大白天工作时间就给他打电话有些意外。

"兄弟……"我听到哥们的声音感觉好了一些，"恐怕我最近都没有什么心情打网游了。"

"咋了，失恋了吗？"小刘调侃着我，"也没听说你恋爱呀。同是单身狗，一起打网游！"

"今天晚上有空么，见个面吧，我去你家楼下找你，咱们在楼下喝点。"我想想，也许此刻小刘是我最好的见面对象了。

"行，没问题。"小刘直接答应了，他像是听出了我的不对劲，不过也没有多问，这么多年的兄弟感情，他知道肯定有什么事情找他。

小刘是我大学四年的哥们，进入社会之后，我们一起做设计这一行。虽然在不同的公司，不过不忙的时候一起深夜打打网游就是我俩"聚会"的方式。

其实那种感觉很好，处理完积压的工作或者在繁忙工作之余，深夜里静悄悄的，点一些炸鸡、烤肉等麻辣油腻的食物外卖，大快朵颐之余再结合游戏的刺激，就是我们最好的放松了。

"咦？"正在陷入沉思的我突然不禁发出一声感叹，"总听人说熬夜不好，熬夜吃油腻的更不好，难道是因为这些习惯……"

不知道是胡思乱想的时间过得很快，还是感觉自己"时间无多"，所以一切都很快，总之提前在小刘家门口餐厅等候的我不知不觉已经等到了自己的挚友。

"你来了很久了？"小刘关心地问，"你从来不吸烟的，怎么抽了这么多烟？"

是呀，不知是出于什么原因，我竟然开始抽烟了。

"来，兄弟，喝完这一杯。然后我告诉你件事。"我故作轻松地微笑地说着，可有些挤不出来笑容，看起来应该比哭还难看。

"别别。"小刘急忙阻止，"咱们平时基本都不喝酒的，所以你我的酒量都知道怎么回事。你这可是白酒呀，要么干下去会要命的！"小刘有些生气了。

"可老天爷，已经要了我的命了。"听到小刘的话，我再也忍不住了，一副凄然的感觉。"兄弟，你看这个。"

说着，我递上了今天刚取的活检报告单。

这个夜晚，我一度以为罹患癌症的不是我，是小刘。因为他哭得撕心裂肺的，让摄入酒精后的我，也能够察觉到整个餐厅的人，投来的目光诧异非常。

不过没文化真的非常可怕，等到我再次醒来的时候（是痛醒的），宿醉的疼痛也比不上腹痛的十分之一。

过度的疼痛使我头脑清醒，我连忙拨打了"120"，头上的冷汗不停地冒着。深夜的救护车很快，可这段时间的疼痛使得我度秒如月，在我的要求下，救护车将我送往至浙江省肿瘤医院的急诊。

我只记得当值的医生在帮助我应急处理的时候，还叫来了他们今天夜班的更高级别的医生。这位高级别医生很有特点：

是一位清瘦的女医生，戴着口罩看不见样貌，但厚厚眼镜片衬托她的脸颊更小了。主要是她走路带风，这个特征太过于明显。同时身上的气场很强，这种气场没有压迫感，反而给人一种哪怕她的身材弱不禁风，却也可以扛得住她经手患者的健康。

她在给出一些处理建议后，又去忙别的事情了，毕竟病症在医院之外少见，但在这里是它们的集聚地。

再次见到她的时候，我已经换上了一身病号服，听到大家都称呼她为姚主任，尽管我对医院并不熟悉，可我也知道这种级别的人怎么会在那个深夜成为一名夜班医生呢？

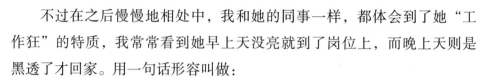

不过在之后慢慢地相处中，我和她的同事一样，都体会到了她"工作狂"的特质，我常常看到她早上天没亮就到了岗位上，而晚上天则是黑透了才回家。用一句话形容叫做：

人家是朝九晚五，姚医生是朝六晚十！

同时还有她在饮食上的叮嘱，用他们医务人员的专业术语叫做临床营养。

并且跟我说了一个有意思的比喻：胖子也会营养不良。

说到营养不良，大家心中可能会想到面黄肌瘦、弱不禁风、肤色苍白、瘦骨嶙峋等这些词。确实对于营养不良的人来说，大部分都会出现这些现象，但是也有例外的，并不是说所有营养不良的人都有瘦的特征，其实胖人也会出现营养不良的，主要就是饮食不当导致的。如胖人大多都偏好一些高脂肪高热量的食物，使得体内热量过多使身体肥胖，而身体却又缺乏人体所必需的一些营养素，导致身体出现很多代谢方面的问题。

营养不良主要有两种类型，除我们常见的消瘦型是由于热量或蛋白质摄入严重不足引起的，导致患者出现个头矮小、形体消瘦、体弱乏力、萎靡不振等症状；还有一种是肥胖型，肥胖表面上没有一般营养不良的表现，但是肥胖会出现代谢的异常，是隐性营养不良。

对于营养不良的胖人来说，要达到营养均衡，就要注意做好日常的饮食调理工作，合理搭配饮食，养成良好的饮食习惯，各类食物进食要多样化、均衡、适量。对于巧克力、油炸食品、甜品等最好不要吃，可每天选择适量新鲜的脱脂或低脂牛奶饮用，肉类可选择鱼类海鲜或瘦牛肉，烹调方式要以蒸、煮、炖为主，主食要以粗粮代替精制米面等，少量多餐，细嚼慢咽，清淡饮食才更有利于健康。

"所以呢……"姚医生给我解释到这里时拉了一个长音，"正如不是因为你胖，你就一定营养好一样。"她顿了顿，"也不是你不吸烟不喝酒，就不会罹患直肠癌。"

"熬夜时喝啤酒、吃烧烤太油腻可能就会生病。"我直接接过了姚医生的话，"看来我还真是个自悟的人呀！"

"那么现在，你之前吃了多久的大鱼大肉，现在就要停多久了。"姚医生看着我一个大男人还算乐观，也调侃了我一下，但马上又严肃了起来。"接下来，你要在化疗前把自己的营养状况调整到合适的体征，否则你的化疗会非常痛苦，也会耽误手术的排期。"

"首先，你要调整饮食结构，不要走极端，我说不吃大鱼大肉，不是说让你改吃素食。膳食营养与健康息息相关，不科学的饮食习惯是导致众多疾病的重要因素，热量过剩和营养失衡可引发这些慢性病，如肥胖、糖尿病、心脑血管疾病、恶性肿瘤等。

食物，满足了人类的基本生存需求，同时也极大地满足了我们的味蕾，丰富了餐桌内容，也让我们的生活多姿多彩。食物提供人类多种营养：蛋白质、脂肪、碳水化合物、维生素、矿物质、膳食纤维、水。有了食物，人体才能进行正常的代谢。没有一种食物是含有人类所需的全部营养，只有合理搭配才能满足营养需求；第二，肿瘤患者的营养需求比正常人更多，除了三大产能物质，其他如维生素、矿物质需求也很高，如维生素 A、维生素 C、硒、铁、锌等，因此，每日保证适量主食的前提下，还应安排好各种辅食；第三，放疗、化疗、手术都会对人体造成伤害，要根据治疗的不同阶段调整饮食，精准营养治疗。"

姚医生的营养方案内容较多，我拿出比当年参加高考还认真的劲头，把这些内容全都记了下来，毕竟高考是人生大事，而这次也是人生大事。

一个多月痛苦的化疗过程结束了，药物不良反应总不可避免。但是相对于其他不按医生的建议进行营养补充的病友来说，明显看得出来我的呕吐程度还算是比较轻的，整个人的精神状态也更好一些。但还是有几次需要止吐药来控制，其他时间多是改变饮食习惯，尽量少食多餐，药物不良反应也因而得到了缓解。

到手术的那天，兄弟小刘过来陪伴我。我一直没有敢把这个消息告诉家人，同时也因为这段时间我与姚医生以及其他医生的相处过程中，让我相信我会痊愈，到时再去面对家人与社会。我是个很听话的人，所以我一定会好起来。

这一次小刘再次展示了他男人的眼泪，犹如我住院那天一样，他依然哭得整个病房回声嘹亮，我又好气又好笑地看着他：

"兄弟，我因为要手术，禁食快一天了，没有力气，不能陪你一起哭了。"我调侃着他。

他看我这个时候还在跟他开玩笑，哭得反而更伤心了。

算了，让他肆意地挥洒眼泪吧。因为他这样反而冲淡了我的恐惧，毕竟第一次上手术台，还是有些害怕。

不知道全身麻醉是不是真的会让人变得比以前傻，虽然我以前也没那么聪明，变傻一点应该也问题不大。只要病能好，其他也不是多大的事儿。

不过这次睡得很香，但醒来之后却跟 100 毫升白酒下肚醉得晕乎乎的感觉差不多。这一次小刘仍然在，只不过没有听到他的哭声，估计是他也能够感同身受我的痛苦，希望我可以借着这个机会休息一下吧。

"术后的营养同样非常重要，况且你得的是直肠癌，鉴于你的情况，术后需要重新制定营养方案，先静脉输注全营养液支持几天，等肠道功能恢复，能顺利排气了，我们开始喝清流质食物，如米汤、菜汤、稀藕粉、米昔等，每次 30~50 毫升，每天 6~7 次，喝一天如果没有腹胀、腹泻等不舒服，第二天喝普通流质，但是要避免牛奶、豆浆等胀气的饮品，可以考虑用短肽全营养制剂和分离乳清蛋白制剂稀释后服用，每次 50~100 毫升，每天 6~7 次，普通流质喝 2 天后如无不适，则可以改为低脂无渣半流质饮食，主食：粥、小馄饨、米粉、烂面条等，配水蒸蛋、清蒸鲫鱼、盐水虾、黑鱼片、清蒸泥鳅等，暂时不吃蔬菜、水果，看耐受情况再做调整，逐步过渡到少渣半流质、软食。"在我刚醒来的时候，姚医生就到我的病床前询问我的情况以及叮嘱了诸多内容。

只可惜听话的人并不一定都有好运气，又或者因为我长期的不良生活习惯导致现在需要弥补给生命的太多。再次检查的时候，我发现我的淋巴结有转移，所以还需要继续做术后化疗。

一想到化疗的痛苦，虽说我是个大男人，但也一样恐惧。之前的一个多月化疗已经非常折磨人了，虽然有营养治疗加持，让我整个人看起来还是比其他病友精神好一些，但是看起来好和经受折磨是两回事。

再次化疗前医生常规给我验了血，报告结论就是白细胞指标过低，原因可能是术前化疗和手术导致的。姚医生看了我的检查报告后说，如果要继续耐受术后化疗，必须要提升我的术后营养状况，这样才能顺利完成疗程，达到理想的治愈肿瘤的效果。

"您说我应该怎么做，我就怎么做！"我坚定地回答着，我相信她，也相信她的团队。毕竟，这么久以来，我能够看到和我一样的病友，他们的状况是怎样的，而我因为接受了营养的治疗，的确是生活质量更高。

"好！"姚医生也是个爽快的人，"既然这样，接下来需要重点提升你的白细胞、红细胞、血小板等指标，除了用升白针外，饮食方面要增加低脂优质蛋白，如鸡蛋、泥鳅、鸡脯肉、鲈鱼、鲑鱼、明虾、沼虾、基围虾、白虾、黑鱼、豆腐、鸽子、瘦肉等，因为蛋白质是组成人体的重要成分，如心脏、肝脏、肾脏、肌肉、血液中的白细胞、白蛋白等；增加动物血制品和猪肝、鸭肝等的摄入能提高红细胞及血红蛋白含量，改善贫血症状，当然还需要补充各种维生素、矿物质和微量元素，给足了细胞代谢的材料，身体就会慢慢修复。饮食如若摄入不足需要口服营养补充各种营养制剂，这些医用的营养制剂消化吸收更好，身体恢复更快……"

遵循姚主任的营养治疗方案，我的身体逐渐康复了，也顺利完成了术后所有的化疗疗程，再次复查肿瘤也得到了有效地控制。我明白，也感受到，新的生活在向我招手。

这一路
我

质疑过，相信过；

迷茫过，肯定过；

悲伤过，欢笑过；

可

我永不放弃

有的经历

只有喜

那是所有人所期待的经历

有的经历

只有悲

那是你我都想避开的

可真实的生活

就是悲喜交加的

不可能

只有一种色彩

感谢

姚医生和她的团队

以及从前现在甚至今后

出现在我生命中的人

肿瘤

并不可怕

它让我懂得

什么

是生命中最珍贵的

乐观坚强勇敢

会拓宽

我生命的广度

长度？

如果苍白单一

再长又有何用？

我必将

战胜病魔

只因

我热爱这世界：

所有的欢乐与疾苦！